Argumente
für vegane Rohkost
oder:
Vernünftige Gründe einer fleischfreien Kost

Von:
Pascal Debra
Paul Kremer
Diane Linden

2. verbesserte und erweiterte Auflage

2. VERBESSERTE U. ERWEITERTE AUFLAGE -2009-
PASCAL DEBRA, PAUL KREMER, DIANE LINDEN:
ARGUMENTE FÜR VEGANE ROHKOST –ODER: VERNÜNFTIGE GRÜNDE EINER FLEISCHFREIEN KOST

UMSCHLAGGESTALTUNG: PASCAL DEBRA
Herstellung und Verlag: Books on Demand GmbH, Norderstedt.
ISBN-10: 383342155X
ISBN-13: 978-3833421556

Hinweis:
Das vorliegende Buch ist sorgfältig erarbeitet worden.
Wir sind dennoch verpflichtet folgendes anzumerken:
Alle Angaben sind ohne Gewähr. Verlag und Autoren haften weder für mögliche Nachteile die sich für den Leser ergeben, noch für etwaige Schäden, die aus der praktischen Umsetzung der im Buch dargestellten und beschriebenen Tatsachen entstehen mögen. Die in diesem Buch enthaltenen Informationen müssen nicht als medizinische Ratschläge oder Behandlungsempfehlungen deklariert werden. Bei der Durchführung von Ernährungsumstellungen oder Fastenkuren sollte ein naturheilkundlich orientierter Arzt konsultiert werden. Die vorliegenden Hinweise und Ratschläge sind Äußerungen der persönlichen Meinung nach Art. 5 Abs. 1 GG.

Nichts wird die Chance auf ein Überleben auf der Erde so steigern wie der Schritt zur vegetarischen Ernährung.

Albert Einstein

Es wird ein Tag kommen, an dem die Menschen über die Tötung eines Tieres genauso urteilen werden, wie sie heute die eines Menschen beurteilen. Es wird die Zeit kommen, in welcher wir das Essen von Tieren ebenso verurteilen, wie wir heute das Essen von unseresgleichen, die Menschenfresserei, verurteilen.

Leonardo da Vinci

Inhaltsverzeichnis

Vorwort zur 2. Auflage (von Pascal Debra)

Viel Zeit ist vergangen seit der 1. Auflage und wir freuen uns, daß das Buch eine breite Leserschaft gefunden hat. Natürlich ist diese Auflage längst überfällig. Vieles wurde dahin gehend verbessert und optimiert. Einiges wurde gestrichen, berichtigt oder mit Quellen versehen, die so dringlich notwendig waren. Viele Sätze wurden entschärft, obgleich deren Aussage ihre Dringlichkeit dadurch keineswegs einbüßen sollte. Wir möchten an dieser Stelle aber auch darauf hinweisen, dass das Rohköstlertum durch Fanatiker immer wieder in Verruf gerät und damit die wirklich guten Bemühungen untergraben werden. Leider sahen sogar wir uns nach der Publikation der ersten Auflage Angriffen von Fanatikern ausgeliefert, die das Buch dahin gehend kritisierten, es sei nicht radikal genug oder einige radikale Persönlichkeiten und Einstellungen seien nicht erwähnt worden. Wir möchten uns an dieser Stelle auch jetzt davon distanzieren und unterstützen auch in Ernährungsfragen zwar eine klare Richtung, aber keinen Fanatismus. Auch wir als Autoren haben vieles erlebt, haben uns entwickelt, sehen Rohkost immer noch als guten Weg, aber nicht nur als einzige Lösung. Vegane oder vegetarische Ernährung jedoch gilt immer noch als Schlüssel gegen Weltwirtschafts- und Welthungerkrise. Wir hoffen, dass dieses Buch ihnen gute Hinweise für ein gesundes Leben liefern kann und Ernährung ihnen Spaß bereitet und ihre Mitte im Leben erlangen.

Das Autorenteam

Vorwort von Shazzie (zur 1. Auflage)

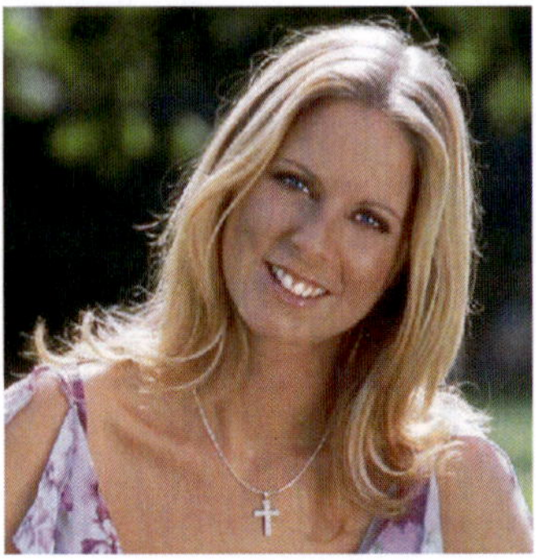

Als ich den deutschen Rohkostkongress 2003[1] besuchte, war ich im ersten Augenblick verblüfft vom Altersunterschied zwischen den Autoren und dem Publikum. Mir fiel aber auch eine typische Lehrer-Studenten Situation auf, die ich ebenfalls während einigen Rohkostkongressen in England und in den USA kennenlernte. Allerdings dachte ich nicht weiter darüber nach.

Von Pascal, einem der Co-Autoren des vorliegenden Buches erhielt ich einige Zeit später dann eine Anfrage. Er wollte wissen, ob ich meine Erfahrungen und Eindrücke in Form eines Vorwortes zum folgenden Bande beitragen könnte. Dabei fügte er hinzu, dass das

---

[1] 11. Internationaler Gesundheitskongress in Nürnberg

Buch von einer Gruppe junger Rohköstler geschrieben wurde. Ich dachte sofort, dass dieses Buch einfach großartig werden wird. Es war mir plötzlich klar, dass der Zeitpunkt für eine Umstellung zur Rohkostnahrung in Deutschland gekommen war!

Das Buch beinhaltet eine vitale Beschreibung der Rohkostnahrung. Die Autoren bearbeiten den Stoff interessant und beschreiben das Thema in einer nie da gewesenen Art und Weise, die Sie zum Weiterlesen anspornen wird! Ihr Wissen und ihre Argumente entfachen eine Debatte über die Bedeutung der Nahrung im Zeitalter der Globalisierung und dessen mögliche Transzendenz in unserer komplexen Gesellschaft. Der Nutzen dieser Umstellung, so die Autoren weiter, ist breit gefächert und von großer Bedeutung.

Stellen Sie sich einmal vor, man schenke Ihnen fünf Bücher über die allgemeinen Essgewohnheiten der Menschen in unserer heutigen Gesellschaft. Vier von diesen Büchern thematisieren die Schwerpunkte „hoher Proteinwert", „Fleisch", „ein überdurch-

schnittliches Maß an Kohlenhydraten[2]", „niedrige Kalorienwerte" und schließlich „wenig Fett". Heute sind die Diätvorschläge so zahlreich, wie unsinnig.
Das vorliegende Buch *„Argumente für vegane Rohkost"* hilft dem Leser, seine traditionellen Vorstellungen über die Nahrung (mit all ihren Problemen und Widersprüchen) aufzugeben und die Tür zu einer neuartigen Essdimension zu öffnen. Welch erfrischende Veränderung!

Alles Liebe und viel Spaß,

Shazzie[3]

---

[2] Im Englischen „low carb"
[3] Autorin von: Detox Your World, Detox Delights
Managing Director: Rawcreation Ltd
Online shop: www.detoxyourworld.com
Keeping the world beautiful

Einführung

Dieses Buch entstand aus verschiedenen Gründen. Ein Grund war durch die Tatsache gegeben, dass vegan lebende Menschen sich stets in die Position der Rechtfertigung begeben müssen, wenn das Thema Ernährung zur Sprache kommt.
Diejenigen die an diesem Buch mitgearbeitet haben und dafür gesorgt haben dass es publiziert werden konnte, waren stets solchen verbalen Kreuzfeuern ausgesetzt, was nicht zuletzt darauf zurückzuführen war, dass Argumente zwar vorhanden, aber nicht deutlich physiologisch, medizinisch und ethisch formuliert werden konnten.
Sollten eben nicht gerade jene sich rechtfertigen, die tote Tiere essen, und dies nur, ihres Triebes nach Genuss wegen?
Nun, wir sehen, einiges liegt hier im Argen, und es ist mit ein Grund dafür, dass dieses Buch von den drei Autoren verfasst wurde.

Andererseits bietet es einen Überblick über die variantenreiche Möglichkeit der veganen Rohkosternährung. Es liefert den standhaften Beweis dafür, dass die Annahme, vegane Rohkost komme einer Mangelernährung gleich, nicht nur nicht stimmt, sondern geradezu oft erst dazu beiträgt ein seelisch ausgeglichenes, schöpferisches und körperlich gesundes und vitales Leben zu führen, wenn diese Art der Ernährung vernünftig ins Leben integriert wird.

Hinzukommt jedoch auch ein moralisches und ethisches Grundkonzept, welches in der Tat selbst von vielen Berühmtheiten der Menschheitsgeschichte befolgt wurde. Ein ethisch vollkommenes Leben, im Einklang mit dem Naturgesetz, ermöglicht es uns nämlich nicht nur ein Leben voller Mitgefühl und Barmherzigkeit mit den Geschöpfen der Erde zu leben und zu „erleben", sondern gemäß des Naturgesetzes auch gesund und ohne Krankheiten ein hohes und ebenso vitales und energiereiches Alter zu erreichen.
Die Abgestumpftheit des Menschen zeigt sich alleine dadurch, dass wir das Dasein anderer Wesen nicht mehr achten. Ist es nicht so, dass man Tiere als Nutzobjekte sieht und nicht mehr als intelligente Wesen, die ihr Anrecht auf Leben und Sonne haben?

Albert Schweitzer bringt es auf den Punkt:
„Ehrfurcht vor dem Leben ist Abscheu vor dem Töten!"

In der heutigen Gesellschaft ist es regelrecht als Unding verschrien, möchte man ohne Androhung und Warnung des Arztes (und dann ist es erwiesenermaßen bereits oft zu spät) auf Genuss verzichten! Eher wird eine Pille eingenommen, im guten Glauben, dadurch die Absolution der Gesundheit auf der Zunge empfangen zu können. Doch weit gefehlt: Gerade dann beginnt der Leidensweg, denn wenn die Warnsignale des Körpers überdeckt werden, wird der Mensch auch den letzten Hilferuf des Körpers nicht mehr vernehmen können.

Kant sagt in seinen „Vorlesungen über Moralphilosophie":
„Der Mensch ist desto stärker, je mehr er entbehren kann. Die größte Würde des Menschen ist, wenn er Geschmack hat, die gehörigen Vergnügen zu genießen und alle anderen zu entbehren"[4]

Und genau so verhält es sich und wir würden gut daran tun, unser Leben bescheidener und

---

[4] Kant, Immanuel; Akademie der Wissenschaften der DDR: *Kant's gesammelte Schriften.* S.218.

einfacher zu gestalten und den aufpeitschenden Genuss durch Vitalität einzutauschen. Denn auch dann wird der Geschmack einer seltenen Frucht zum wahrlich göttlichen Genuss.

Wir befinden uns auch sonst in guter und rühmlicher Gesellschaft:

Der Philosoph Eduard Baltzer, eigentlich als Begründer des Vegetarismus in Deutschland zu bezeichnen, schreibt:

„Der Vegetarismus ist kein Speisezettel und kein Sektenbekenntnis, er ist die praktische Philosophie des vernünftigen, individuellen und sozialen Lebens."[5]

Und genau dies ist ein sehr heikles Thema. Es erscheint für Fleischesser immer eine Notwendigkeit zu geben, Vegetarismus als verirrte, fanatische und an eine Religion oder Sekte gebundene Lehre zu bezeichnen.

Die beste Antwort scheint zu sein: „Ich mache es aus Spaß!". Nur leider ist auch das nicht genug, und die Wortkargheit wird zu einem Feld für erneutes und präziseres Nachhaken.

---

[5] Siehe dazu auch: Leitzmann, Claus; Keller, Markus; Hahn, Andreas: *Vegetarismus: Grundlagen, Vorteile, Risiken.* C.H.Beck, 2001. S. 33f.

Dies ist mit ein Grund, dass dieses Buch wohl den Weg in Ihre Hände fand, da wir, wenn wir uns mit der veganen Rohkosternährung auseinandersetzen und eigentlich bereits intuitiv wissen, dass dies die einzig mögliche Nahrung für vitales und intelligentes Leben ist, immer noch mit Argumenten arbeiten müssen um auf einer rationalen Ebene unsere Lebensweise zu verdeutlichen um keinen Zweifel daran zu lassen, dass nicht *wir* die Mangelerscheinungen haben, oder der Demenz „entgegenessen", sondern eben solche Menschen die sich und ihr ethisches Handeln zu allererst einmal in Frage stellen müssten.
Und gründet ein gesunder Geist auf Offenheit und ehrlicher, sowie vernünftiger Bewußtheit, ohne Selbstbetrug und Verdrängung, dann wird man zu erkennen vermögen, dass nicht *wir* uns rechtfertigen müssen.
Damit entlassen wir Sie, werter Leser, liebe Leserin in die Seiten dieses Buches

Das
Autorenteam

Diane, Pascal, Paul

PROLOG: Was genau ist vegane Rohkost?

Vegane Rohkost ist eine Ernährung die auf jegliche Tierbestandteile oder –Produkte aus ethischen und physiologischen Gründen verzichtet, und die vorhandene Nahrung nicht denaturiert, sondern nativ verwendet.

„Native Nahrungsmittel" heißt in diesem Falle: Die Nahrung wird keinem Fermentier- oder Hitzeprozess über 40°C unterzogen, sondern roh gegessen, wie sie uns die Natur geschenkt hat.
Denken wir daran, dass der Mensch das einzige Lebewesen ist, welches seine Nahrung denaturiert und erhitzt (und damit physiologisch entwertet) so ist die Parallele dazu, dass der Mensch auch jenes Lebewesen ist, welches die meisten Krankheiten für sich beanspruchen kann und vor seiner Zeit bereits auf unnatürliche Weise stirbt oder zumindest in Siechtum lebt.
Warum das Ganze?

All dies wird in den nächsten Seiten dieses Buches erklärt. Die Gründe sind vielfältig und wir hoffen einen Beitrag dazu leisten zu können, ein besseres Verständnis für bewusste und vitale Ernährung zu ermöglichen.

Welche Nahrung fällt unter vegane Rohkost?
- Jede Gemüsesorte
- Jede Obstsorte
- Nüsse, Samen, Keimlinge, Gräser, Wildgräser und –pflanzen, sowie eingeweichte oder gekeimte Körner.
- Kalt gepresste Öle und frische Säfte aus Gemüse, Obst, Gräser.

1. Argumente und Fragen zur veganen Rohkost

1.1. Argumente und Fragen und ihre Widerlegung und Beantwortung

Es ist ein faktischer Irrglaube, dass Fleisch gesund ist. Denn wir müssen uns eins vor Augen halten: Fleisch ist ein Leichenteil. Dies ist unverblümt eine biologische Tatsache. Wenn dem Konsumenten dieses Leichenteil verkauft wird, wird aus totem Muskel im Sprachgebrauch „Fleisch", aus Innereien und Leichenabfall „Wurst" und aus Leichenmagen sogenannte „Kutteln". Das nennt man originäre sprachliche Verschleierung.
Faktisch wird dieses „Fleisch" biologisch ab der ersten Sekunde des Ablebens des Tiers in einen Verwesungsprozess übergehen, der auch durch die oft hinzugefügte Salpetersäure nicht gestoppt werden kann und schon gar nicht umkehrbar ist. Dies ist ein natürlicher Zyklus, der immer stattfindet, wenn ein Wesen stirbt. Obst und Gemüse dagegen ist keinem Fäulnisprozess unterworfen, im

Gegenteil, es reift sogar nach, was auf starke bioaktive Energien schließen lässt.
Nach dem Ableben des Tieres bilden sich sofort Eiweißzerfallsprodukte, da sich auch die molekulare Struktur des Gewebes bzw. des Muskels zersetzt. Einige dieser Eiweißzerfallsprodukte werden Cadaverin und Putrescin genannt.

Cadaverin: Im universitären Standardwortlaut liest man: $NH_2(CH_2)_5NH_2$ ist die Bezeichnung für 1,5-Diamino-pentan. Cadaverin ist eine Fäulnisbase, die bei bakterieller *Eiweißzersetzung* aus der Aminosäure *Lysin* entsteht und als Bestandteil des *Leichengiftes* gilt. Es ist eine unangenehm riechende, giftige und brennbare Flüssigkeit.

Außerdem bildet sich das Bakterium **Clostridium botolinum,** welches ein Synapsengift ist und die Nervenenden angreift und zerstört. Heute wird es jugendsüchtigen Menschen unter die Haut als Schönheitsmittel Botox gespritzt! Es wird auch als Kampfstoff biologischer Waffenführung genutzt und ist in oraler Einführung in Mengen von 0,001 mg tödlich! *Medicine worldwide* schreibt darüber:

„Über den Darm wird das Toxin aufgenommen und gelangt über das Blut zu den peripheren motorischen Nerven. Durch die Nervenlähmung kommt es zu Schluckbeschwerden, Doppeltsehen und schließlich zur Atemlähmung. Der Verlauf der Infektionskrankheit ist schwer und oft tödlich."

Diese Fäulnisbakterien gelangen in den Darm des Menschen, wo sie die gesunde Darmflora (nicht nur bei kranken Menschen) erheblich schädigen. Gerät die Darmflora nach Jahren des Leichenkonsums aus dem Gleichgewicht, wird die Übersäuerung so stark, dass die Grundlage für Verpilzung und letztendlich Krebs gegeben ist. Natürlich werden solche Fakten vom Fleischesser nicht gerne gesehen und noch weniger anerkannt.
Victor S. Sussmann behält recht, wenn er schreibt:

„Die wenigsten Fleischesser hören jedoch im Zusammenhang mit ihrem Braten- oder

Lendenstück gern die Worte Fäulnis, Leichenstarre und Verrottung."[6]

Darüber hinaus kommt dem Leichenteil kein Nährwert mehr zu. Wer Nahrungsmittel über 55°C innerlich erhitzt, in welcher Form auch immer, hat zum größten Teil anorganisches Material vor sich, das nicht mehr komplett und einwandfrei zu verstoffwechseln ist. So sind unter anderem auch alle Eisenbestandteile dann für den Körper fast gänzlich unbrauchbar geworden. Zwar schwimmt diese Eisenform dann im Blut, damit können jedoch keineswegs Zellen genährt werden!

Damit aber noch nicht genug: Da unser Darm eindeutig ein Frugivorendarm ist, (siehe: Densmores Gegenüberstellung physiologischer Grundlagen unter 1.2.), liegt diese unbrauchbar Masse im Darm und verwest dort. Der Darm eines Fleischfressers hingegen ist kurz und kann das Verdaute sofort ausscheiden. Beim Menschen ist die Verweildauer der Nahrung bedingt durch die Länge des Darms jedoch bei weitem länger.

---

[6] Victor S. Sussmann: Die vegetarische Alternative, So bleiben Sie fit und gesund! S. 147.

Dr. Kroiss schreibt:
„Bei stark übelriechenden Blähungen handelt es sich um Fäulnis (Fleisch), bei kaum übelriechenden um Gärung (Obst, Gemüse, Kohlenhydrate)“.[7]

Zum Essen aufbereitetes Fleisch kann sich durch Bildung von Toxinen und Schädlingsbefall sogar äußerlich sichtbar verändern.
Die nach dem Schlachten sofort beginnenden biochemischen und mikrobiellen Veränderungen sind ein normaler postmortaler Vorgang. Diese sind auf Mikroebene genauso festzustellen, wie auf der Makroebene.
Wie geschieht dies?
Da das lebendige Prinzip der Zell-Ektropie verloren gegangen, bzw. geraubt worden ist, entsteht eine Selbstauflösung des Fleisches. Das ist bei *jedem* Kadaver der Fall. Man bezeichnet dies auch als *Autolyse*. Bewerkstelligt wird diese „stickstoffgenerierte Reifung“ durch fleischeigene Enzyme, die auch Kadaverenzyme genannt werden. Äußerlich ist dies erkennbar an der Weichheit des

[7] Vgl. dazu: Kroiss, Thomas: Heilung statt Pillen. Herbig-Verlag, München. 1999.

Fleisches (da es sich zersetzt) sowie an einer grünlichen Verfärbung.
Dies ist der erste sichtbare Teil der Zersetzung/Verwesung. Die Autolyse ist hierbei die notwendige Voraussetzung für die später stattfindende mikrobielle Zersetzung.

Die psychrophile Fäulnis beginnt das Kadaverfleisch zu zersetzen. Man muss es nicht direkt sehen, da es anfangs im Mikrobereich stattfindet. Verursacht wird diese Fäulnis durch psychrophile[8] Bakterien, die auch in der Kühlraumladeluft entstehen kann.
Wie sieht das später aus?
Es bilden sich bräunlichgelbe Gruppierungen dieser Bakterien an der Oberfläche des Kadavers (was später vom Konsumenten gegessen wird, obwohl man die sichtbaren Spuren abzuschaben versucht).
Die Bakterien wachsen bei Kühltemperaturen weiter.
Da viele Bakterien auch bei Kühltemperaturen gedeihen, verspricht dies eine schöne

[8] Brockhaus: [zu griechisch philein »lieben«], Kälte liebend; Bezeichnung u.a. für Mikroorganismen, die niedrige Temperaturen bevorzugen (höchste Wachstumsraten unterhalb von 20ºC).

Sammlung an Bakterienstämmen auf dem Teller.
Weitere pathogene Ansammlungen findet man an bestimmten Stellen des Kadavers immer wieder bei Untersuchungen.
Bekannt sind hier unter anderem die Schimmelpilze geworden. Sie infiltrieren oftmals den gesamten Bauchmuskelbereich sowie Schultergürtel und den Hals des toten Tiers.

Wir haben in diesem chemisch-biologischen Tatsachenbericht bloß Fakten sprechen lassen und es keineswegs übertrieben.[9] Sollte der Leser geneigt sein, dies als Übertreibung zu sehen, hat er die Realität grundsätzlich ver-

---

[9] Siehe dazu auch: J.P. Guggenbichler B. Follrich, Ch. Franz, J. Jurenitsch: *Einsatz von Antibiotika in der Nutztierhaltung. Ersatz durch saure Oligogalakturonide.* Antibiotika Monitor tom XX, 5/6, 93-101 (2004). Sowie: Knödl, Christine; Fredriksson-Ahomaa, Maria; Stolle, Andreas: *Nachweis von pathogenen Yersinia enterocolitica in Lebensmitteln mittels eines kombinierten Verfahrens auskulturellen Methoden und der PCR.*

schätzt, denn die ist so, wie man sie von der Fleischindustrie nie zu hören vermag.

Dabei haben wir auf die Informationen über die Zusätze Antibiotika, Hormone, Psychopharmaka, Tranquilizer noch nicht einmal zurückgegriffen, die auch noch addiert werden müssen.

Wen es dennoch interessiert, den verweisen wir auf einen Publikation von Dr. med. Werner Hartinger mit dem Titel: *„Die Stresshormone“*.

Kommen wir nun zu den Aussagen die wohl jeder vegetarisch oder vegan ernährte Menschen irgendwann gehört hat. Die zu kommentierenden Sätze der zumeist Fleisch verzehrenden Personen sind in Fettdruck gesetzt, wobei diese dann anschließend dekonstruiert werden:

Aussage:

„Das Fleisch ist doch noch frisch, es ist schön rötlich!“

Dass Kadaverfleisch manchmal noch recht rötlich ausschaut, was den Betrachter dazu verleiten könnte, anzunehmen, es sei noch frisch,

da noch gut durchblutet, ist eine Täuschungsaktion der Fleischindustrie zu Werbezwecken.
Offiziell wird dem Fleisch **Natriumnitrat** (auch: Natronsalpeter $NaNO_3$ genannt) hinzugesetzt.
Warum?
Es gibt zwei Antworten auf diese Frage. Die eine ist: Nitrat wirkt gegen die oben genannten Fäulnisbakterien (oder man versucht es zumindest), vor allem gegen die auch oben genannten Botulinus-Bakterien (*Clostridium botulinus*), dem Nervengift. Das Problem ist jedoch folgendes: Vielleicht kann man die Botulinus-Bakterien eindämmen (zerstören kann man sie nicht), jedoch hat man nun ein weiteres Problem: Aus Nitrat entsteht Nitrit und dieses ist extrem giftig für den lebenden Organismus.
Zweiter Grund: Der chemisch wenig beständige Muskelfarbstoff (*Myoglobin*) wird chemisch, also künstlich aufrechterhalten und stabilisiert. Deshalb ist der Kadaver noch rötlich. Dies ist jedoch unnatürlich und giftig zugleich.

Aussage:
„Aber im Fleisch ist wichtiges Eisen drin!"

Keineswegs. Fleisch, dessen molekulare Struktur nicht mehr ional ist, also durch das Erhitzen anorganisch geworden ist, besitzt kein verwertbares Eisen mehr. Der Körper kann dieses Eisen zwar ins Blut aufnehmen (wo es dann schwimmt bis es als Schlacke abgelagert wird), aber er kann es weder verstoffwechseln, noch umbauen, um es zellverfügbar zu machen. Demnach ist es keine verwertbare Aussage, noch weniger eine Tatsache, dass Vegetariern oder Veganern oder gar Rohköstlern dieses Mineral fehlen würde.
Die Informations- und Dokumentationsstelle am Institut für Ernährungswissenschaft der Justus-Liebig-Universität Gießen sagt zu den Eisenwerten von Vegetariern:

„Untersuchungen mit Vegetariern und Vegetarierinnen ergaben allerdings, daß bei Männern keine und nur bei 17% der Frauen geringe Abweichungen der Serum-Eisenwerte nach unten zu verzeichnen waren. Als mögliche Erklärung wird eine Erhöhung der Resorptionsrate unter Eisenmangel-

bedingungen genannt. Auch konnten keine Anhaltspunkte gefunden werden, daß der um etwa 10% niedrigere Serum-Eisen-Spiegel mit irgendwelchen Krankheiten verbunden war. Im Gegenteil: Es steht sogar ein geringeres Infektionsrisiko und eine Verringerung des Herzinfarktrisikos bei Frauen zur Diskussion.
Bei Schwangeren wird neueren Untersuchungen zufolge ein erhöhter Eisenbedarf durch eine während der Schwangerschaft deutlich erhöhte Resorptionsrate kompensiert. Eine Supplementation ist demnach nicht nötig, wenn zu Schwangerschaftsbeginn kein Eisenmangel herrscht."
Es wird sich als vorteilhaft darstellen, wenn wenig Eisen, das jedoch in einer höheren Wertigkeit vorliegt, im Körper vorhanden ist. Außerdem möchten wir einen Vergleich anführen, der die Deutlichkeit des Mythos „Eisen durch Fleisch" spiegelt:

100 g Brennnessel	40,1 mg Eisen
100 g Schweinsleber	22,1 mg Eisen

Eine Studie zur Tatsache, dass weniger Eisen im Blut gesünder ist, haben die **unabhängigen** Forscher Tomi-Pekka Tuomainen, MD; Kari Punnonen, MD, PhD; Kristiina Nyyssönen, PhD; Jukka T. Salonen, MD, PhD, MScPH publiziert. Der Titel der Forschungsarbeit lautete:

"Association Between Body Iron Stores and the Risk of Acute Myocardial Infarction in Men"

Die epidemiologischen Befunde hinsichtlich eines höheren Eisenspiegels im Blutserum haben die These bestärkt, daß viel Eisen im Blut (und meist anorganisch und damit wertlos) zu erhöhtem Herzinfarktrisiko führt.

Natürlich gibt es auch gegenläufige Studien, die womöglich das Gegenteil dieser oben genannten Studie bilden. Allerdings sind diese Forscher immer (!) von der Fleisch-, Fisch- oder Milchlobby bezahlt und die Studien damit wissenschaftlich unhaltbar.

Warum sind erhöhte Eisenwerte gefährlich?

Freie Eisen-Ionen fördern die Bildung von Sauerstoffradikalen, und da sie sehr reaktionsfreudig sind, zerstören oder stören sie vielerlei chemische Verbindungen im Organismus. So lösen sie zum Beispiel die Oxidation von Lipiden aus. Diese sind ursächlich für die Entstehung von Arteriosklerose verantwortlich.

Es ist also ein Irrglaube, durch Fleisch „gutes“ Eisen zu sich zu nehmen!

Es ist eine Tatsache, dass Eisen aus Fleisch nicht zellverfügbar ist!

Es ist eine Tatsache, dass weniger Eisen gesünder ist!

Es ist eine Tatsache, dass ein hoher Eisengehalt im Blut die Ursache für viele Krankheiten ist!

Aussage:

„Aber durch das Fleisch bekommst Du das richtige Eiweiß!“

Diese Annahme ist falsch und gründet auf einer unwissenschaftlichen und längst überholten These, ist dennoch eine hartnäckige Idee, die nicht aus den Köpfen zu kriegen ist.

Zum einen ist es ein Irrglaube anzunehmen, der Körper könne Eiweiß als solches verstoffwechseln. Dies ist nämlich ganz einfach nicht möglich! Der Körper muss das Eiweiß aufspalten, um dann die Aminosäuren wieder zu Eiweißketten zusammenzusetzen, und zwar in der Form, wie er es benötigt!

Folgende Tabelle[10] von Dr. Schweigart sei hier vorangestellt:

Aminosäure:	Rindermuskel	Blattgemüse
Arginin	6,70	6,09
Histidin	2,52	1,83
Lysin	7,05	4,96
Tryptophan	1,13	1,65
Phenylalanin	4,26	3,91
Methionin	2,87	2,00
Threonin	4,00	3,57
Leucin	6,70	9,58
Isoleucin	5,48	4,69
Valin	5,04	5,21
Cystin	1,13	1,74

[10] Vitalstofftabellarium nch Dr. H. A. Schweigart und G. Quellmalz

exogene Aminosäuren	**46,88**	**45,22**
Biologische Gesamtnutzung	**71,3**	**73,0**

Wenn wir davon ausgehen, dass Aminosäuren aus Pflanzenkost durchweg bioaktiver sind, und damit zellverfügbar und ional wirken, dann ist die biologische Nutzung, wie Schweigart dies bezeichnet, absolut höher als die des Fleisches. Ein Grund hierfür ist zum einen die Höherwertigkeit der Aminosäuren in der Pflanzenkost und zum anderen die Biophotonenaktivität nach Dr. Popp.[11]

Wie entstand der Eiweißmythos?

Im Jahre 1914 machten zwei Wissenschaftler (Osborn und Mendel) Fütterungsversuche an Ratten. Dabei stellten sie fest, dass die Ratten, die mit Ei-Eiweiß gefüttert wurden deutlich am schnellsten an Gewicht zulegten und die

---

[11] Siehe: Popp, Fritz-Albert: *Biophotonen - Neue Horizonte in der Medizin: Von den Grundlagen zur Biophotonik*. Haug; Auflage: 3.,vollst. überarb. u. erw. A. 2006.

vegetarisch ernährten Ratten kleiner waren und weniger schnell wuchsen. In ihrer Voreingenommenheit (soll noch jemand sagen, Wissenschaftler wären immer um Neutralität bemüht!) bewerteten sie dies als sehr positiv. So kam es, daß man das Ei-Eiweiß als das Beste festlegte.

Aber ein Faktum hatten sie versäumt: Die großen, Ei-Eiweiß essenden Ratten starben auch schneller als die vegetarischen Ratten, die um das doppelte länger lebten![12]

Außerdem: Massive Eiweißablagerungen, die vorwiegend bei fleischessenden Personen vorkommen, führen zu Störungen des Organismus. Von Schlacken bis hin zu Krebs ist alles vertreten. Eiweißablagerungen, so kann man bei Prof. Dr. med. Lothar Wendt im Buch *„Gesund werden durch Abbau von Eiweißüberschüssen – Wissenschaftliche Einführung*

[12] Nachzulesen in: Osborn, T.: Amino Acids in Nutrition and Growth, in Journal of Biological Chemistry, 17:325,1914. und Dr. Clive Mc. Cay: Life Span of Rats, Arch. Biochem., Vol. 2, 1943.

in neueste Forschungsergebnisse der Eiweiß-speicherkrankheiten" lesen, waren immer auch bei BSE und Rinderwahnsinn im Hirn der erkrankten Rinder vorhanden. Dennoch gibt es immer wieder Mediziner, die die Tatsache abstreiten, Eiweiß würde sich ablagern.
Es ähnelt fatalerweise dem früheren christlichen Klammern an der Tatsache, die Erde sei der Mittelpunkt der Welt und die Sonne würde um die Erde kreisen.
Irgendwann kommt die Wahrheit unleugbar ans Licht.
Davon abgesehen benötigt der Körper sehr viel weniger Eiweiß, als man uns glauben machen will.

Besser also weniger Protein in Form von direkten Aminosäuren, die der Körper gänzlich verwerten kann, als viel tierisches Protein was unsauber verwertet wird und den Körper verschlackt.

Zu viel Protein führt zu Ablagerungen, aber es besteht ebenso die Möglichkeit von Nierensteinen und Osteoporose. Fleisch, Fisch, Milch und Eier erhöhen den Säurespiegel des

Körpers und besonders des Blutes ungemein. Dies führt dazu, daß unser wertvolles Kalzium aus den Knochen dazu benötigt wird, um die Säure zu binden und damit zu neutralisieren!
Dieser Kalziumentzug führt zu Osteoporose oder Knochenerweichung.
Diese Kalziumverbindung wird letztendlich den Nieren zugeführt, wo sich Steine bilden. Und wer schon mal solche Steinchen in sich trug, der weiß, wie höllisch diese Dinger schmerzen können.
Davon abgesehen erzeugt Protein aus tierischer Kost Krebserkrankungen des Dickdarms, der Brust, der Prostata und der Bauchspeicheldrüse.

Aussage:
„Ohne Fleisch fehlt Dir was!“

Dies ist ein logischer Fehlschluß. Damit etwas fehlt, müsste etwas im Fleisch enthalten sein, was der menschliche Körper drigend braucht und ausschließlich über diese Quelle erhält. Da wir gesehen haben, welche belastenden Stoffen Fleisch beinhaltet, diese auch noch ohne Lebensstoffe sind und schon gar keine bioaktiven Energien mehr vorhanden sind, was nur im lebendigen Tier der Fall ist, so ist dieses Stück Kadaver physiologisch wertlos. Nur beim lebendigen Tier sind die Zellen mit einer hohen Biophotonenanzahl versorgt. Einige Minuten nach dem Tod des Tiers ist die Aktivität der Biophotonen gleich Null.

Außerdem müssen wir uns vor Augen halten, mit welchen Fäulnisbakterien ein Fleischesser sich belastet:

Fäulnisbazillen **pro Gramm:**
Beefsteak: 1.500.000
Schweinefleisch: 2.900.000
Rinderleber: 31.000.000
Hamburgerbeef: 75.000.000
Schweineleber: 95.000.000
Pflanzen: 60
Fischfleisch: 120.000.000
Ei: 150.000.000-220.000.000
Kalbsmist: 15.000.000
Pferdemist: 25.000.000
Früchte: 30

Aus: Konz: Der Große Gesundheits-Konz, S. 1191.

Fäulnisbakterien sind Krankheitserreger ersten Grades, da sie vor allem die gesunde Darmflora zerstören die essentiell ist für die Erhaltung einer starken Immunabwehr und des Säure-Basen-Haushalts im gesamten Körper.
Kein Wunder daß man von Salmonellenvergiftung und ähnlichem berichten kann. Aber hast Du jemals gehört: „Oh, Mann, ich hatte letzte Woche eine Ananasvergiftung!“? Nein, natürlich nicht.

Wenn wir diese Tabelle genauer analysieren, so sind in einem Gramm Fisch mehr als zehnmal so viele Fäulnisbazillen als in einem Gramm Pferdemist.
Interessant....

Aussage:
„Ohne Fleisch fehlt Dir Vitamin B12, das sagen sogar Vegetarier!“

In allen uns bekannten einschlägigen Zeitschriften, Internetseiten und Büchern über Vegetarismus und vor allem Veganismus, ist das scheinbare (und wir meinen damit schein-

bare!!) Problem Vitamin B12 einfach nicht auszumerzen.
Erinnern wir uns daran, daß unsere Physiologie nicht für Fleischnahrung beschaffen ist, dann ist die vorgebrachte allgemeine Meinung, nur in Fleisch, Fisch, Ei oder Milch stecke Vitamin B12 einfach nicht logisch. Vegetarier seien damit noch manchmal versorgt, aber Veganer....Oh, die armen Veganer und die Rohköstler erst...

Nun, es scheint auch eine Ideologie zu sein, die selbst Vegetarier stumm werden lässt, denn wenn es um Vitamin B12 geht, dann werden sie kleinlaut und verteidigen sich indem sie vorgeben Spirulina einzunehmen. Um nur ein Beispiel zu nennen.
Wir wollen nicht andeuten, Spirulina sei schlecht, denn es ist ein sehr wertvolles, natürliches, genussvolles Nahrungsmittel auch und nicht bloß ein Nahrungsergänzungsmittel.
Wir vertreten die Ansicht, daß vegane Rohköstler, wenn sie eine ausgewogene Rohkost genießen, dieses Problem NICHT haben!
Wie komme ich zu einer solchen Behauptung?
Es ist ganz einfach.

Die gesunde Darmflora, die selbst bei gekochter Nahrung anormal ist, auch wenn sie vegetarisch oder vegan ist, ist von Bakterien besiedelt, die in Symbiose mit dem Menschen leben.
Wir wissen, das hören die Verfechter der „Bakterien-raus!“-Fraktion sehr ungern, aber es ist ein Fakt, daß die Natur auf Harmonie bedacht ist und die Verteufelung der Bakterien ist ein solcher Irrglaube.

Die gesunde Darmflora birgt Bakterien, die Vitamin B12 bilden!

Dies war von Natur aus so eingerichtet und logisch. Es ist diese Einfachheit die wiederum die geniale Intelligenz der Natur widerspiegelt und demonstriert. Hier herrscht das negentropische Gesetz der Symbiose.
Um sie mit Namen zu nennen: Es sind die Bakterien der Klasse *Klebsiellen* und *Pseudomonas*.
Meist geht es nicht einmal darum, ob womöglich genügend Vitamin B12 vorhanden ist, sondern das eigentliche Problem bei Menschen, die sich nicht vegan oder vegan

rohköstlerisch ernähren, ist ein Problem namens *„intrinsic factor"*. Das heißt, die Resorption von Nährstoffen in der Dünndarmwand ist dahingehend gestört, daß das gebildete Vitamin B12 nicht verstoffwechselt werden kann.

Die Verschlackung durch gekochte Kost oder gar Fleisch, Fisch oder Eier und Milch, verhindert das akkurate Aufnehmen dieses Vitamins. Auch die Maillard-Moleküle spielen eine große Rolle in diesem System.

Der Wissenschaftler V. Herbert hat in Washington im März 1987 auf dem 1. Internationalen Kongress für vegetarische Ernährung eine Studie vorgelegt, die deutlich darstellt, daß auch strenge Veganer keinen Vitamin B12-Mangel aufzeigen.

Woran liegt das?

Pflanzliche Lebensmittel an denen, trotz Säuberung, immer noch Moleküle der Verunreinigung, sprich Boden, Erde, an der Oberfläche anhaften, enthalten genügend Vitamin B12 in Bakterienformen, welches im Dünndarm resorbiert wird.

Außerdem genügt nach seinen Untersuchungen die Aufnahme von 1 Mikrogramm Vitamin B12 pro Tag.

Es ist also wirklich kein Skandal wenn wir die indoktrinierte Reinlichkeitspropaganda getrost als eine solche sachlich beurteilt wird und zurückkehren zu einer Ernährung, die auch von leichter Bodenbeschmutzung (eigentlich ein falsches Wort in unserem Sinne) noch behaftet ist. Dies ermöglicht uns, Antikörper gegen die wirklich wichtigen Dinge im Leben zu entwickeln und hilft, ein starkes und ausgeprägtes Immunsystem aus- und aufzubauen.

Aussage:
„Aber im Obst und Gemüse sind Pestizide und Herbizide!"

Ja, das stimmt, aber nur teilweise.
Es stimmt, daß viele Obst- und Gemüsesorten mit Pestiziden und Herbiziden bespritzt werden. Allerdings sind davon viele wasserlöslich und nur oberhalb der äußeren Schicht vorhanden, so daß diese problemlos unter lauwarmem Wasser ausgewaschen werden können. Außerdem ist ein durch Kadavergifte, anorganische Materialien, Synapsengifte, Nitrit, Harnsäure und Fäulnisbakterien **un-**

belasteter Körper stark genug, um problemlos anfallende Pestizide und Herbizide aus dem Körper zu entsorgen. Die Immunstärke von veganen Rohköstlern ist hierbei besonders nennenswert, da sie auch nicht mehr von *Maillard-molekülen*, die in der normalen Kochkost noch generiert werden, belastet werden. Dies ermöglicht eine gut funktionierende Ausscheidung aller möglichen Gifte, die durch Pestizide und Herbizide anfallen. Ein Mensch der von gutbürgerlicher Zivilisationskost lebt, ist logischerweise bereits in einem so hohen Maße verschlackt, übersäuert und oft verpilzt, daß der Körper die Gifte nicht mehr ausscheiden *kann*, sondern sie nur noch einkapseln oder sie mit Wasser einige Zeit verdünnen kann (Wasseransammlungen in Körper). Allerdings ist dies bereits ein gefährlicher körperlicher Zustand und die degenerierende Anstrengung eines kranken Körpers.

Aussage:
„Aber manche Gemüsesorten muß man kochen, sonst sind sie giftig!“

Wussten Sie, daß es so was gibt wie „Verdauungs-Leukozytose“? Nein? Dann kann dieser folgende Abschnitt sehrinteressant für Sie sein:
Es ist der breiten Masse bisher nur wenig bekannt aber nichtsdestotrotz eine Tatsache, daß der Körper auf gekochte Nahrung **pathologisch** reagiert! Die Verdauungs-Leukozytose ist eine solche pathologische Gegebenheit. Wenn gekochte Nahrung in den Körper gelangt, (übrigens auch wenn Fisch, Fleisch, Eier oder Milch gegessen werden, auch in roher Form!), produziert der Körper vermehrt weiße Blutkörperchen. Bei Rohkost und frischen(!) Säften tritt diese Leukozytose nicht auf.
Was heißt das im Klartext?
Nun, ganz einfach: Der Körper sieht diese Nahrung als Fremdkörper und als potentiell gefährlich an. Dies ist ein untrügliches Zeichen für die Intelligenz des Körpers und dafür, welche scheinbar guten Lebensmittel in Wirklichkeit keine optimale Nahrung für den Menschen sind! Sowohl Enzyme als auch

Aminosäuren werden in ihrem harmonischen Ablauf ihrer Tätigkeit gestört und die andauernde Alarmbereitschaft des Körpers (und dies bei den meisten Menschen mehr als dreimal am Tag!) sorgt für ein Auslaugen (=Versäuern) des Körpers.
In diesem Sinne ist es keineswegs ratsam seine Nahrung totzukochen. Ihre Biophotonenausstrahlung liegt nur noch bei höchstens 10 % im Vergleich zum Gemüse welches man roh ißt. Außerdem sind überwiegend alle (oder die meisten) Vitamine, Minerale u.ä. gänzlich zerstört oder zumindest anorganisch geworden, so daß der Körper sie nicht mehr ohne Weiteres verstoffwechseln kann.

Das Leukozytose-Phänomen wurde schon 1846 von einem Arzt namens Virchow entdeckt. Man bezeichnete die Verdauungs-Leukozytose damals als „normale" Reaktion des Körpers, da jeder der untersucht worden war, diese Leukozytose aufwies.

Diese Idee wurde nach etwa 30 Jahren verworfen, als Dr. Koutschakow herausfand, daß natürliche, ungekochte Nahrungsmittel **keine**

Leukozytose im Körper erzeugen. Im Klartext: Das Kochen war eindeutig die Ursache!

Dr. Koutschakow stellte folgende Bedingungen dieses pathologischen Verlaufs in den Vordergrund:

1. Rohkost ruft keine Vermehrung der Leukozyten hervor.
2. Auf gewöhnliche Weise gekochte Nahrungsmittel rufen eine Leukozytose hervor.
3. Nahrung, die im Dampftopf gekocht wird, ruft ebenso eine Leukozytose hervor.
4. Am schädlichsten sind Manufakturwaren wie Wein, Essig, weißer Zucker, aber auch Fleisch, Fisch, Eier, Milch und denaturierte, also prozessierte Konsummittel.

Wie sieht es denn jetzt zum Beispiel mit Kartoffeln aus?
Kartoffeln gehören zwar nicht zu den sonnengenährten Früchten der Erde, allerdings kann man sie ohne Probleme z.B. entsaften. Dieser

Saft, verdünnt mit Orange oder ähnlichem, ist sehr heilsam für alle Hautkrankheiten oder – Unreinheiten.

Aussage:
„Es ist üblich, dass der Mensch Eier isst, das tat er schon immer!“

Wir können nicht darüber urteilen ob Menschen Eier schon immer gegessen haben oder nicht. Wir können nur mit absoluter Sicherheit sagen, daß die Physiologie des Menschen nicht darauf eingestellt ist, Eier zu essen, und dafür gibt es mehrere Gründe die hier aufgezählt werden sollten. Übrigens: Daß Menschen Eier essen heißt nicht, daß Eier für den Menschen Nahrung sind. Hundert Menschen die etwas Falsches tun, machen trotzdem das Falsche, auch wenn es tausend sind. Wir müssen uns lossagen von Sätzen wie „Alle machen das“ oder „Jeder tut das.“ Das sind Sätze für Leute, die nicht selbst denken wollen.
Auch aus ethischen Gründen sollte man dies nicht tun. Vor allem aus diesem schwerwiegenden Grund: Durch Ei-Konsum be-

stärken Sie die Käfighaltungsindustrien und die qualvolle Haltung dieser sensiblen Tiere!

Aussage:„Aber Eier sind gesund!“

Haben Sieschon mal nachgedacht, was Eier eigentlich sind?
Ein 5 Tage altes Hühnerei ist einem Fäulnis- und Zersetzungsprozeß unterworfen den die Natur in logischer Folge ermöglicht, da das Ei ja nicht befruchtet ist.
Du würdest jetzt antworten: Ja, aber das sind 5 Tage! Wir essen die doch sofort.
Ein Ei kommt üblicherweise erst nach 2 - 6 Tagen in den Supermarkt, und selbst dann werden sie nicht gegessen. Daß nach 5 Tagen diese Fäulnisbakterien in dieser Zahl vorhanden sind heißt ja auch nicht, daß vorher keine drin sind!
Christian Opitz bringt es auf den Punkt: Eier sind Menstruationsabfall der Hühner.[13]
Grundsätzlich ist das Eiweiß im Ei zweiwertig, da es für den Körper schwieriger ist Ei-Eiweiß zu spalten als sich aus Aminosäuren aus Obst und Gemüse seine Eiweißbausteine zu-

[13] Opitz, Christian: *Kompaktwissen Ernährung und Gesundheit.*

sammenzustellen. Außerdem sind diese dann trotzdem noch bedeutend minderwertiger, da ihre Photonenaktivität sehr eingeschränkt ist. Zusätzlich müssen wir noch hinzurechnen: Antibiotika und andere Medikamente, sowie Impfungsrückstände und Beruhigungsmittel.

Wussten Sie daß 50 % der männlichen Küken oftmals nicht mal das Licht der Sonne erblicken und nach einigen Tagen (auch bei Freilandhaltung) *vergast* werden?

Der Mythos Ei hat nichts Strahlendes mehr an sich, nichts Rühmliches, es sei denn man glaubt an nicht zu Ende geführte Forschungen aus dem Jahre 1914, dann nämlich kann man noch an dieses Märchen des hochwertigen Ei-Eiweißes glauben...

Davon abgesehen sind Eier für den Menschen keine Nahrung. Weder Nährgehalt noch sonst irgendwelche nützlichen Inhaltsstoffe könnten aus Ei gewonnen werden, die wir nicht auch besser zum Verstoffwechseln und schonender aus frischem Obst und Gemüse bekommen könnten.

Wenn wir uns die Tabelle der Fäulnisbakterien wieder ins Gedächtnis rufen, so erkennen wir folgenden Vergleich:

In einem Gramm Ei sind 150.000.000-220.000.000 Fäulnisbakterien, wogegen in Kalbsmist nur 15.000.000 Fäulnisbaktieren pro Gramm zu finden sind!

Dies müsste den schlauen und intelligenten Menschen doch zum Nachdenken anregen.

Aussage:„Es macht den Hennen doch nichts aus, wenn der Mensch ihre Eier isst!"

Wenn wir davon ausgehen daß Hennen genau so wie Ihr Hund oder Ihre Katze Gefühle hat, kann dies nicht ohne Weiteres gesagt weden. Natürlich kann die Henne nicht sprechen und ihren Mißmut verbal ausdrücken. Wenn der Mensch jedoch ein wenig Gefühl in sich trägt dann wird er wissen, daß es keine natürliche, von der Natur gewollte Tätigkeit ist, den Hennen die Eier wegzunehmen.

Und wenn Sie daran zweifelm, ob Hühner Gefühle haben, dann sollten Sie sich mit diesen zwei Ideen auseinandersetzen:

1-Die philosophische Sicht ist immer diese, daß man so handeln soll, wie man selbst behandelt werden möchte. Egal ob Tier oder Mensch. Möchten Sie, daß man Ihnen Ihre Kinder wegnimmt? Also, handeln Sie auf die harmloseste Weise, die man als „Nichtschädigen" ansehen kann. Dies ist besonders in östlichen Weltanschauungen üblich.

2-Manmuß davon ausgehen, daß Tiere Gefühle haben. Können Sie das Gegenteil behaupten? Also müssen wir vom oben genannten Akt des Nichtschädigens ausgehen und als prioritäre These setzen, daß Tiere eine Seele, zumindest Gefühle haben und auch empfinden.

Einem einfühlsamen Menschen brauchen wir dies nicht zu sagen, er weiß es bereit intuitiv. Und ist es nicht schon ein trauriges Schauspiel daß man bereits Argumente liefern und jemandem ins Gewissen reden muß, um von solch schändlichem Tun abzulassen?

Um es mit Buddhas Worten zu sagen:

„Die Wesen mögen alle glücklich leben, und keinen möge ein Übel treffen. Möge unser ganzes Leben Hilfe sein an anderen! Ein jedes Wesen scheuet Qual, und jedem ist sein Leben lieb. Erkenne dich selbst in jedem Sein und quäle nicht und töte nicht."

Aussage:
„Ich esse Eier von Freilandhühnern. Denen geht's gut und die Eier sind gesund."

Was die Begriffe „Ei" und „Gesundheit" gemein haben ist, daß es gesünder ist, das Ei nicht zu essen. Darüber steht oben bereits genügend geschrieben. Nun zum anderen Teil dieser These: Leider ist eine Farce und ein ziemlicher Etikettenschwindel zu glauben, nur wenn „Freilandeier" auf dem Karton steht, diese auch von dort kommen. Oft ist dies nämlich nicht so, auch wenn ein Etikett die

Herkunft nennt. Sie werden trotzdem anders gehalten und außerdem ändert es nichts an der Tatsache, daß Eier aus oben genannten Gründen ungesund sind.

Aussage:
„Obwohl Menschen Fleisch essen, bleiben Sie gesund, das sieht man doch...“

Nach allem was Sie auf diesen Seiten lesen konnten, ist diese These nicht länger haltbar. Natürlich fällt der Mensch nicht sofort tot um, wenn er Fleisch ißt. Das geschieht auch nicht wenn er eine Gummidichtung essen würde oder?

Dies ist jedenfalls kein Beweis dafür, daß es Ihren Organismus nicht schädigt, denn dies tut es auf jeden Fall. Es dauert eine mehr oder weniger lange Zeit, bis der Enzymvorrat des Körpers und gesamte Konstitution unter dieser nicht artgerechten Belastung zusammenbricht. Öfters verlaufen diese Krankheiten über mehrere pathologische Stufen. Von Arthrose zu Ablagerungen im Bindegewebe und der Abnahme der elektromagnetischen Strömung im Blut, bis hin zu

Krebs. Dies kann im schwersten Falle zu einer Ganzkörpermetastasierung mit Darm- und Lymhknotenkarnizom oder ähnlichem führen.

Aussage:
„VeganerInnen und VegetarierInnen wirken oft kränklich!“

Dazu müssen zwei Dinge gesagt werden:

1- Viele Menschen, die sich auf vegetarische oder gar vegane Kost umstellen, ernähren sich leider nur zu einem geringen Teil von frischem Obst und Gemüse. Sie glauben Fleisch dadurch ersetzen zu müssen, daß sie vermehrt Milchprodukte oder Mehl- und Körnerprodukte verzehren. Hinzu kommt, daß sie oft zu sogenannten „Puddingvegetariern“ werden und viel Milcherzeugnisse wie Pudding, Flan, Eis oder Yoghurt essen und auch sonst viel zu viel naschen. Dadurch wird ihr Vitalstoffvorrat schnell aufgebraucht (und nicht genügend wieder aufgefüllt) und leiden wegen Milch- und Körnernahrung unter Verschleimungen des

Körpers. So haben diese Vegetarier/Veganer oft bronchiale Probleme und fühlen sich matt und antriebslos. Hinzu kommt der hohe Denaturatzuckerkonsum. Auch aus diesem Grund empfehlen die Autoren dieses Buches eine vegane Rohkost, denn die Nahrung ist roh und vital und alle Wirkstoffe bleiben erhalten, die man sonst totkochen würde. Milch und Mehlprodukte fallen weg und die einzigen Körner die gegessen werden sind solche, die eingeweicht oder als Keimlinge gegessen werden und nicht erhitzt werden. Wir kennen viele sogenannte „Puddingvegetarier" und es bestätigt sich leider stets dasselbe Schema.

2- In öffentlichen Hetzkampagnen gegen Vegetarismus oder Veganismus wird, wenn man diese Themen genauer beleuchtet, ein spezieller Fall auf eine allgemeine vegetarische/vegane Ernährung übertragen. Auch Christian Opitz, Verfechter der lebendigen veganen Ernährung und Verfasser des Buches *„Ernährung für Mensch und*

Erde" hat diese Antivegetarier-propaganda genauer untersucht: Meist wird eindrucksvoll geschildert, daß ein durch fleischlose Ernährung unterernährtes Kind den Eltern entzogen werden musste, um es gesunden zu lassen. Allerdings handelt es sich hier um extreme vegetarische Ansichten, die nichts mit vitaler Ernährung gemein haben. Makrobiotiker sind bekanntermaßen oft mangelernährt, wenn diese Art der Ernährung lange ausgeübt wird, vor allem auf der strengsten Ebene. In der Makrobiotik wird weder frisches Gemüse, noch Obst gegessen, sondern nur fermentierte Sojaprodukte und sonstige denaturierte, mit viel Natriumchlorid hergestellte Nahrungsmittel oder überproportioniert viel Reis und Nudeln. Der Erfinder dieser Ernährungsweise George Oshawa ist selbst elendig an Krebs gestorben. Daß eine solche Ernährung nichts gemein hat mit vitaler, veganer Rohkost ist klar und deshalb sollte sie auch nicht öffentlich repräsentativ sein. Ein anderes Beispiel beschreibt Oliver Prygozki. Er nennt einen Fall, in dem die Zeitungen in England 2001 den Satz *„Baby verhungert wegen veganer Ernährung"* propagierten. Was war denn nun wirklich geschehen? Die Eltern hatten das Kind auf die Welt gesetzt und es 9 Monate lang ausschließlich mit Tomatensaft und Wasser gefüttert. Die Mutter hat das Kind **nicht** gesäugt, wie sie es hätte tun sollen! Natürlich war diese „Ernährung" absolut unzureichend. Sie sehen, die vegane Ernährung hat damit nichts zu tun. Natürlich muß ein kleines Wesen gesäugt werden!

Aussage:
„Aber Fisch ist doch kein Fleisch, oder?"

Diese Frage kann nur unreflektiert ausgesprochen werden. Wenn es kein Fleisch ist, was dann? Dies ist genau das Problem das wir anfangs angesprochen haben: Die tatsächliche Bezeichnung von toten Tierteilen wird sprachlich verschleiert damit der emotionale Bezug gestört wird. In diesem Sinne ist auch Fischfleisch Fleisch, auch wenn es anders aufgebautes Gewebe ist. Fischfleisch ist aber auch Muskelfleisch.

Aussage:
„Fische spüren das doch kaum, wenn man sie tötet."

Aus welchen Gründen sollten Fische nicht fühlen wenn man sie lebendig aufschlitzt? Nur weil sie keine Stimmbänder in unserem Sinne haben, sei keine Schmerzensäußerung möglich? Diese These ist nicht haltbar.

Aussage:
„Aber im Fisch sind wichtige Omega-3-Säuren!"

Es sind noch viel mehr wichtige Elemente und Stoffe im Gewebe des Fisches. Die sind jedoch nicht für uns gedacht! Diese Stoffe sind notwendig für den Fisch, weil er in einer Umwelt lebt (kaltes Wasser), in dem er diese molekularen Zusammensetzungen benötigt, damit er wendig und kraftvoll im Wasser leben kann.

Man sollte keinesfalls auf „Heilsbotschaften“ der Fischindustrielobby eingehen, bloß weil wieder was neues gefunden wurde, was Herz oder Kreislauf stärken könnte, was vom Tier stammen muss. Alles, aber auch wirklich alles, ist für den Menschen in seiner physiologischen Gegebenheit und seiner tatsächlichen Nahrung (rohes Obst, Gemüse, Blätter, Nüsse usw.) vorhanden. Sogar Omega-3-Säure ist mühelos in hochwertigem Rapsöl erhältlich und ist dabei noch besonders gut vom Körper absorbierbar.

Aussage:
„Kuhmilch ist gesund und stärkt die Abwehr!“

Auch der Mythos der „guten und gesunden Milch“ ist bloß eine Werbung von Interessengemeinschaften der Milchindustrie, die darauf bedacht sind, Milch in Gold zu verwandeln.
Warum ist der Mensch kein Milchtrinker?
Wenn ein Mensch geboren wird, dann soll er mit Muttermilch genährt werden. Die Zu-

sammensetzung ist von Natur aus so, wie sie zur physiologischen Entwicklung eines Menschen ideal ist.
In ihr befinden sich Immunstoffe, die den Darm besiedeln und für sein gesamtes Leben stärken sollen. Das benötigte Eiweiß ist in Form des leicht verdaulichen *Albumin* vorhanden, und zwar in jener Konzentration, die es ermöglicht, langsam aber bedacht ein hochentwickeltes Gehirn zum Wachstum anzuregen.

Ein Menschenbaby hat zwei (!) Jahre lang ein aktives Enzym im Körper, die *Laktase*, welches ermöglicht daß der Körper die Milchzuckermoleküle und Kohlenhydrate der Milch aufzuspalten. Danach desaktiviert sich dieses Enzym unweigerlich und das Menschenbaby soll von Natur aus keine Milch mehr trinken. Der Wechsel zu anderer Nahrung ist naturgegeben und wird von ihr eingeleitet. Das Eiweiß der Muttermilch ist in Form des **Albumin** vorhanden, welches leicht zu spalten ist. Allerdings ist die Milch der Kuh dafür gänzlich ungeeignet. Die Gründe sind wie folgt:
Erstens: Die Zusammensetzung der Kuhmilch ist der Entwicklung eines Kalbs zugeschnitten:

Das heißt: Primär schneller und mächtiger Muskelaufbau und wenig Gehirnaufbau. Der Mensch hingegen: Langsamer und feiner Muskelaufbau sowie gründliche und hohe Gehirnentwicklung. Es ist klar, daß die Zusammensetzung der Milch anders sein *muß*. Kuhmilch ist absolut ungeeignet für das Menschenbaby.
Zweitens: Das Eiweiß der Kuhmilch ist nur in der klebrigen und schwierig zu spaltenden Form des **Kasein** vorhanden. Dieses ist selbst dann nicht spaltbar, wenn das Menschenbaby noch das aktive Enzym Laktase hat! Somit verschleimt diese Eiweißform nun den kleinen Körper und schwächt ihn. Deshalb haben Kleinkinder oft Schnupfen und bronchiale Infekte, auch Krupp ist die Folge.

Das Kasein der Kuhmilch verklebt das feine Lungensystem und schwächt das Immunsystem.

Muttermilch hat wegen der dadurch nicht notwendigen schnellen Wachstumsförderung (was mit Kuhmilch zu Störungen des Wachstums führen kann) nur etwa die Hälfte an Eiweiß, aber mehr Glukose und Lezithin,

die dafür geeignet sind, das Wachstum eines leistungsstarken Gehirns zu ermöglichen.
Das Kalzium und das Magnesium der Muttermilch ist biochemisch gesehen hochwertig, weil zellverfügbar, also kolloidal. Vor allem hat die Muttermilch auch nur die Hälfte dieser Mineralien, was natürlich und das Optimum für das Baby darstellt.
Drittens: Die gesamte Kuhmilch, mit dem nicht geeigneten Eiweiß, den verschobenen Anteilen, wird auch noch erhitzt, damit Keime und Bakterien absterben und damit die Milch leblos und die Mineralien anorganisch machen, und damit unbrauchbar!
Man nennt dies „Pasteurisieren“ nach dem Erfinder Louis Pasteur. Man mag denken: Man erhitzt doch nur die Milch, was soll daran schlimm sein?
Nun, gerade die Keime und Bakterien und ionalen, zellverfügbaren Stoffe werden somit abgetötet und anorganisch. Die Milch ist wertlos geworden. Dies würde auch mit Muttermilch passieren, wenn man sie denn pasteurisieren wollte.
Ein Kalb, das nur von pasteurisierter Milch leben müsste, in der noch alle Mineralien und Vitamine, sowie Eiweiß und andere Stoffe in

derselben Menge vorhanden wären, stirbt nachweislich in vier Wochen![14] Das lebendige Prinzip, welches das Leben ausgemacht hat, wurde der Milch entzogen! Ich basiere mich hier auch auf die Aussagen von Christian Opitz.

Genaugenommen ist es auch dann für den Menschen wertlos und geradezu schädigend!

Das Eiweiß der Kuhmilch wird nicht assimiliert, wird jedoch im Körper in den Bronchien und den Drüsen abgelagert und der Weg ist frei für alle Lungenkrankheiten, von Asthma bis hin zu bronchialem Katarrh. Dies kann auch zu schlimmen Hautkrankheiten führen: Von einfachem Jucken und Akne bis hin zu Herpes und Neurodermitis. Dies liegt an der Form des Eiweißes, auf die der Körper immer allergisch reagiert und sich als Autoimmunkrankheit äußern kann.

Aussage:
„Milch hilft gegen Osteoporose!"

Alle milchtrinkenden Völker der Erde haben im Gegenzug zu rein vegan und rohköstlich

---

[14] Opitz, Christian: *Kompaktwissen Ernährung und Gesundheit.*

lebenden Völkern der Erde eher die schlechteren Zähne und porösesten Knochen. John Robbins beschreibt diese Fakten auf beeindruckender Weise in seinem Buch *„Ernährung für ein neues Jahrtausend“.*

„Aber das Kalzium in der Milch ist doch wichtig!“ könnte man einwenden.

Ganz im Gegenteil, denn wer oben genau gelesen hat, hat erkannt, daß die Form des Kalziums, wie es der Körper benötigt, nicht mehr assimilierbar ist.

Es ist nicht egal, in welcher Form wir dem Körper das Kalzium verabreichen. Alle Formen die lebendig und ional, also kolloidal und damit zellverfügbar sind, können vom Körper aufgenommen werden.

Ist die Milch über 40°C erhitzt, werden alle Bestandteile anorganisch und damit für den Körper wertlos.

Dr. John McDougall sagt hierzu:

„Der Mythos, daß Osteoporose durch Kalziummangel verursacht wird, wurde erfunden, um Milchprodukte und Kalziumpräparate zu verkaufen. Es ist nichts Wahres daran. Die US-amerikanischen Frauen nehmen weltweit mit die größten Kalziummengen ein und trotzdem liegt ihre Osteoporoserate weltweit mit im höchsten Bereich. Der Konsum von noch mehr Milchprodukten und Kalziumpräparaten wird an dieser Tatsache absolut nichts verändern."[15]

Das gesündeste Kalzium ist das, was man in grünblättrigem Gemüse zu sich nimmt. Es ist ional und kann effizient in die Zellen eingefügt werden.
Dr. Neal Barnard, Präsident des *"Physicians Committee for Responsible Medicine":*

"Milk, in particular, is poor insurance against bone breaks the healthiest calcium sources are green leafy vegetables and legumes. You don't need to eat huge servings of vegetables or beans to get enough calcium, but do include both in your regular menu planning. If you are

[15] In: Dr. John McDougall, *The McDougall Program for Women*, 2000.

looking for extra calcium, fortified orange, apple, or grapefruit juices are good choices."[16]
Was soll man denn nun trinken um stabile Knochen erhalten?
Man braucht nichts zu trinken. Es reicht, grünblättriges Gemüse zu essen (z.B. Spinat, Mangold, natürlich roh!), keinen Alkohol trinken oder zumindest so wenig wie möglich, nicht rauchen und sich viel bewegen.
Einige weitere unabhängige und nicht von der Milchindustrie finanzierte Studien zur Inspiration:
Dr. Frank Oski, einst Direktor des *Department of Pediatrics* der *John Hopkins University School of Medicine* und Oberarzt des *John Hopkins Children's Center:*

"Tatsache ist: Das Trinken von Kuhmilch wurde bei Kleinkindern und Kindern mit Eisenmangel (Anämie) in Verbindung gebracht; es wurde als Ursache von Krämpfen und Durchfall (Diarrhoea) in einem großen Teil

[16] Friedrich, Bruce: Osteoporosis, Milk and a Modern Day Myth.

der Weltbevölkerung und auch als Ursache vieler Formen von Allergien bezeichnet."[17]

Aussage:
„Wenn ich Fleisch nicht esse, bin ich also ein Vegetarier ?"

Nein, solange du Fisch ißt, bist du natürlich **kein** Vegetarier. Dann bist Du im wahrsten Sinne des Wortes ein sogenannter Pescetarier.

Aussage:
„Aber koshere Ernährung ist vegetarisch, oder ?"

---

[17] Oski, Frank: *Don't Drink Your Milk! : New Frightening Medical Facts about the World's Most Overrated Nutrient*. Derselben Meinung sind unter vielen anderen auch diese Forscher und *unabhängigen* Institute: *Dr. Benjamin Spock*, Kinderarzt und Autor des Bestsellers *„Baby and Child Care"*. Die *American Academy of Allergy and Immunology, Commitee on the Adverse Reactions of Food*. Dr. *Michael Klaper* in seinem Buch *„Pregnancy, Children, and the Vegan Diet"*. Die Gynäkologin *Dr. Christiane Northrup*, Autorin von *„Women's Bodies, Women's Wisdom"*.

Nein, absolut nicht. Mit dem Begriff „kosher“ benennt man die besonders brutale Herstellung von Fleisch in der komplexen jüdischen Religion. Gerade hier wird unnötigerweise Fleisch konsumiert, welches von Tieren stammt, die man lebendig ausbluten lässt. Das ist weder vegetarisch, noch besonders spirituell.

Aussage:
„Veganer sind also Nicht-Fleischesser !“

Nein, auch diese Definition ist falsch. Veganer sein bedeutet, nur von Gemüse, Obst, Nüssen, Samen und Sprossen zu leben. Die Definition muß durch **Inklusion** bestimmt werden, nicht durch **Exklusion**. In der allgemeinen Definition würde eine **Nicht-Fleischesser** sogar Fisch, Geflügel oder Meeresfrüchte, sowie tierische Fette, Knochenmehl und Haut essen, da dies oft nicht als Fleisch betrachtet wird. Das ist natürlich eine sehr realitätsferne Ansicht von Nicht-Fleischessen und hat nichts mit Vegetarismus und noch weniger mit Veganismus zu tun.

Aussage:
„Was mache ich gegen die anfänglichen Hungergefühle wenn ich Rohkost esse ?“

Der Körper hat ein ihm eigenes Wissen, Wer kennt nicht das Gefühl sich satt gegessen zu haben und trotzdem noch Hunger zu haben? Es ist so, daß der Körper trotz der Nahrungszufuhr, nach etwas verlangt das
er benötigt. Paul hat einen Test gemacht, indem er sich mit Fastfoodessen vollgestopft hat (Gemüseburger und Pommes. Das war bevor er sich zur Rohkost gewandt hat). Um das folgende Hungergefühl zu stoppen hat er anschließend etwas wirklich Nahrhaftes gegessen (einen Apfel, Melone...) und sofort verschwindet dieses komische Hungergefühl innerhalb kurzer Zeit. Der Mensch „hungert“ im wahrsten Sinne solange nach Essen, bis er genau das bekommt, was er benötigt. Die meisten Menschen kennen die Grenze zwischen Hunger, Durst, Appetit und Lust überhaupt nicht mehr.

1.2. Der Mensch: Physiologie eines Früchteessers

Ständig und überall sind die fadenscheinigen Argumente eines Fleischessers diese, daß der Mensch doch ein fleischessendes Wesen ist, wegen der Zähne, oder einfach nur deshalb, *„weil wir ja sterben würden wenn Fleisch nicht für Menschen gedacht wäre und wir es nicht essen würden".* Nun, auch Asbest tötet uns nicht sofort, trotzdem würden Sie es Ihrem Kind nicht zu essen geben, oder? Zugegeben ein harscher Vergleich aber doch irgendwie vergleichbar.
Grundsätzlich sind damit auch schon die meisten Argumente der Fleischesser aufgebraucht, es sei denn man zählt noch den Satz *„Aber der Mensch ißt schon seit Jahrtausenden Fleisch"* hinzu, was jedoch kein Argument per se ist.

Wir versuchen nun auf einer vernünftigen Basis, die Physiologie des Menschen nüchtern zu betrachten, sachlich und mit Argumenten, die wir aus dem Vergleich zu reinen Fleischessern (Löwe, Hyäne u.ä.), Pflanzenessern, so-

genannten Herbivoren oder Frugivoren hinzuziehen.
Wir sehen uns zuerst folgende Tabelle an und gehen dann näher darauf ein:

Die Densmore-Schlickeysen'sche Kostvergleichstabelle				
Fleisch-fresser	**Alles-fresser**	**Gras-fresser**	**Fruchtesser**	**Der Mensch**
(Carnivoren, Zonoplacentalie)	(Omni-voren, Indecidu at)	(Herbivor en, Indecidu at)	(Frugivoren, Discoplacentalie)	(Discoplac entalie)
z.B. Löwe, Katze, Jaguar	z.B. Hyäne, Schwein. Hund	z.B. Schaf, Rind, Pferd	z.B. Goril-la, Orang Utan, Schimpan-se, Gibbon	
Vier Füße	Vier Füße	Vier Füße	Zwei Hände, zwei Füße	Zwei Hände, zwei Füße
Krallen	Hufe	Hufe (ge-spalten)	Plattnägel	Plattnägel
Gehen auf allen Vieren	Gehen auf allen Vieren	Gehen auf allen Vieren	Aufrechter Gang	Aufrechter Gang
Schwanz	Schwanz	Schwanz	Ungeschwänzt	Ungeschwänzt
Augen seitwärts	Augen seitwärts	Augen seitwärts	Augen nach vorn	Augen nach vorn

Haut ohne Poren	Haut mit Poren	Haut mit Poren (Dick-häuter wie der Elephant ausge-nommen)	Millionen Poren	Millionen Poren
Unent-wickelte Schneide-zähne	Sehr stark ent-wickelte Schneide zähne	Sehr stark ent-wickelte Schneide zähne	Starke Schneide-zähne	Starke Schneide-zähne
Spitze Backen-zähne	Faltenför mige Backen-zähne mit Spitzen und Höckern	Faltenför mige Backen-zähne mit Spitzen und Höckern	Stumpfe Backen-zähne	Stumpfe Backen-zähne
Zahnstel-lung: 5-8 I 6 I 5-8 5-8 I 6 I 5-8	Zahnstel-lung: 8 I 2-3 I 8 8 I 2-3 I 8	Zahn-stellung: 6 0 6 0 6 6 I 6 I 6	Zahnstel-lung: 5 I 4 I 5 5 I 4 I 5	Zahnstel-lung: 5 I 4 I 5 5 I 4 I 5
Wenig ent-wickelte Speichel-drüsen	Stark ent-wickelte Speichel drüsen	Stark ent-wickelte Speichel-drüsen (be-sonders bei Wieder-	Stark ent-wickelte Speichel-drüsen	Stark ent-wickelte Speichel-drüsen

		käuern)		
Speichel und Harn sauer	Speichel und Harn sauer	Speichel und Harn sauer	Speichel und Harn alkalisch	Speichel und Harn alkalisch
Rauhe Zunge	Glatte Zunge	Glatte Zunge	Glatte Zunge	Glatte Zunge
Bauch-zitzen	Bauch-zitzen	Bauch-zitzen	Brust-milchdrüs en	Brust-milchdrüse n
Magen einfach und rund-lich	Magen einfach und rundlich mit großem Blindsack	Magen dreifach (beim Kamel und einigen Wieder-käuern vierfach)	Magen mit Zwölf-fingerdar m (zweiter Magen)	Magen mit Zwölf-fingerdar m (zweiter Magen)
Ein-geweide: dreifache Körper-länge	Ein-geweide: zehn-fache Körper-länge	Ein-geweide ver-schieden, oft 25fache, aber ge-wöhnlich : zehn-fache Körper-länge	Ein-geweide: zwölffache Körper-länge	Ein-geweide: zwölffache Körper-länge
Grimm-	Grimm-	Grimm-	Grimm-	Grimm-

darm glatt	darm glatt und faltig	darm glatt und faltig	darm zellen-förmig	darm zellen-förmig
Leben von Fleisch	Leben von Fleisch, Aas, Pflanzen	Leben von Gras, Kräutern und anderen Pflanzen	Leben von frischen Früchten und Nüssen (Fruchtesser)	Sollte von frischen Früchten und Nüssen leben! Homo sapiens vegetus lebt so und beweist durch seine Gesundheit, daß die Theorie stimmt!

http://www.tierversuchsgegner.org/Gesundheit/densmore.html

Es ist für den Menschen spezifisch, daß seine Zahnstellung (vgl. oben) nicht die eines Fleischessers ist. Keineswegs. Daran ändert auch nicht die stärkere Erhebung der Eckzähne. Dies fällt als tatkräftiges Argument der Fleischesser nicht ins Gewicht, wenn die gesamte Kieferregion genauestens betrachtet wird.

Das Gebiß eines Menschen ist ein absolut typisches Kaugebiß. Das eines Raubtiers hin-

gegen ist ein sogenanntes „Scherengebiß“ oder „Brechscherengebiß“, und daher nur für Abreißen, Schneiden und zum Brechen von Knorpel und Knochen gedacht.
Zudem ist unser enzymatisches System nicht im geringsten an Fleischnahrung angepasst und wenn wir schreiben „überhaupt nicht“, dann ist dies auch genau so gemeint, auch nicht „ein bißchen“, und auch früher nicht! Die Leber eines Carnivoren produziert ein Enzym, welches die Harnsäure (Purin) spaltet, die im Fleisch in großen Mengen vorhanden ist. Dieses Enzym wird „Urikase“ genannt. Carnivoren und Omnivoren (was wir nicht sind!) können somit etwa 15 mal mehr Harnsäure spalten und daher auch ausscheiden, da es den Körper zu sehr belasten könnte. Wird die Harnsäure nicht ausgeschieden, (ich spreche vom Überschuß durch Fleisch), da der Körper die eigene Harnsäure ja schon abbauen muß, wird sie gespeichert und in Wasser gelöst, d.h. sie wird mit Wasser gebunden, um sie unschädlicher zu machen. Allerdings benutzt der Körper nicht irgendein Wasser, sondern er benötigt das wertvollste Wasser das im Körper vorhanden ist: Strukturiertes Zellwasser! Wenn diese

Möglichkeit im Körper nicht mehr ausreicht, lagern sich diese Moleküle in Kristallform zwischen Knorpel und Knochen ein. Arthritis, Gicht, Rheuma und ähnliches sind die Folge.
All dies stößt Frugivoren nicht zu. Auch Carnivoren ist dies unbekannt, da sie die Harnsäure ausscheiden. Da wir jedoch keine Carnivoren sind, müssen wir uns unserer Physiologie beugen und unser Dasein als Frugivore fristen. Welch Glück! Wir haben die Urikase auch deshalb nicht, weil sie uns physiologisch nicht dienlich ist, da wir Frugivoren **sind.** Es war auch nie anders!
Der gesamte Organismus eines Carnivoren ist auch das Abbauen von fremdem Cholesterin gewohnt. Es gibt dafür ein physiologisches Programm mit allen notwendigen organischen Ausstattungen. Uns, als Früchteessern ist diese Möglichkeit nicht gegeben, und daher werden unsere Arterien verstopfen und durch Ablagerungen verhärten und pathologisch werden, wenn wir Fleisch konsumieren. Dies allerdings auch nur dann, wenn wir das Gesetz der Natur nicht achten und glauben, unsere gottgegebene Nahrung wie frisches Obst, Gemüse, Sprossen, Nüsse, Samen und frisches Wasser durch tierische Nahrung „ergänzen"

zu müssen. Dann beginnt der Kreislauf der Degeneration.

In einem Artikel[18] von Guy-Claude Burger, dem Verfechter der „Instincto-Ernährung“ schreibt der genannte Autor:
„Bis dahin wurde erstaunlicherweise weder der Instinkt noch eine Unmöglichkeit der genetischen Anpassung des Menschen an denaturierte Nahrung jemals erwähnt.“

Nun, wie wir wissen oder durch vernünftige Überlegung gelangen, erkennen wir, daß der Mensch durch gesellschaftliche Strukturen dahin verleitet und geleitet wird, die Ernährungslüge Fleisch zu leben und anzuerkennen. Er stellt sie üblicherweise nicht in Frage. Allerdings wird unser, von Burger so hochgelobte Instinkt zu sehr als vorhandene Tatsache in den Vordergrund gerückt. Unser

---

[18] Burger über Konz: Vegetarismus, Instinkt und Wildkräuter im Schlaraffenland?
Oder: Wie Franz Konz Äpfel mit Birnen vergleicht... *von Guy-Claude Burger in:*
http://www.rohmachtfroh.de/Rohkost___Instincto/Burger_uber_Konz/burger_uber_konz.html

Instinkt ist kein tierischer Instinkt mehr. Wir haben die Möglichkeit verloren auf ihn zu hören. Heute sind die Menschen jedoch überwiegend gesellschaftlich geleitet, als instinktiv oder intuitiv.

Der zweite Teil des zitierten Satzes ist gar ein aus der Luft gegriffenes Phantasiegebilde: Die „genetische" Anpassung an denaturierte Nahrung ist **nicht** vorhanden. Andernfalls würden wir unsere Gesundheit erhalten können, wenn wir uns von denaturierten Lebensmitteln ernähren würden. Dies ist jedoch keineswegs der Fall. Man möchte uns die unabhängig geführte Langzeitstudie zur Erhaltung der Lebenskraft und Vitalität dazu doch bitte mal zeigen.

Weiter liest man:

„Dem Mensch das Fleisch zu verbieten ist, als ob man der Katze das Gras verbietet[...]"

Das ist ein logischer Trugschluß dessen Prämissen nicht im geringsten auf diese Art eingesetzt werden können. Eine Katze frisst das Gras als Heilkost wenn sie krank ist. Wann greift denn ein Mensch auf ein Stück totes Fleisch zurück, wenn dieser krank ist? Wir kennen niemanden und die Heilwirkung würde auch ihr Ziel verfehlen!

Ein besseres für sich selbst sprechendes Beispiel für diesen „Instincto"-Irrglauben, ist die Tatsache daß die Frau von Guy-Claude Burger, Nicole, an Krebs gestorben ist.

Dasselbe passierte dem Begründer der Makrobiotik George Oshawa (1893-1966): Er propagierte eine Philosophie/Ernährung des „Großen Lebens" (Makro= Groß, Biotik= Leben), wurde nur 73 Jahre alt und starb dann elendig an Krebs. 73 Jahre: Das ist kein langes Leben...

Ein Beispiel: Norman W. Walker, der das **Norwalk Institut** ins Leben gerufen hat, und die Therapie mit frischen Säften an zig tausenden von Menschen ausprobiert hat und erfolgreich akute und chronische Krankheiten heilen konnte. Er selbst war mit 40 Jahren dem Tode nahe, krebskrank und dennoch hat er sich selbst geholfen und hat den Ärzten den Rücken zugewandt. Durch frische Säfte konnte sein Körper wieder regenerieren und er wurde 99 Jahre alt[19]. Ja, Sie haben richtig gelesen. In der ersten Ausgabe stand die noch falsche Angabe von 116 Jahren. Auch wir unterlagen dem oft kopierten (leider auch propagandistischen) Bericht. Darunter las man auch, sein letztes Buch habe er mit hohen geistigen Kräften im Alter von 113 Jahren geschrieben. Er wäre leider bei einem Fahrradunglück gestorben oder ähnliches. Tatsächlich wurde er geboren am 4. Januar 1886 in Genua und starb am6. Juni 1985 in Cottonwood.

Vielleicht ist es deshalb immer merkwürdig wenn es uns nicht beeindruckt, wenn man uns sagt: *„Oh, der wurde 80 Jahre alt und hat immer geraucht und getrunken und gut gegessen, man kann also auch so alt werden!“*
Na ja, es ist eine Frage der Einschränkung der eigenen Sicht. 80 ist für uns persönlich kein „hohes“ Alter, in dem man sterben kann und

[19] Die *United States Social Security Number* 528-50-4312 gehört Norman Walker and nennt als Geburtsdatum 4. Januar 1886 und als Todesdatum Juni 1985, letzter Wohnort Cottonwood, Yavapai, Arizona. Auf dem Grabstein steht: "WALKER NORMAN W. 1886 — 1985 & HELEN R. 1905 — 1993"; seine Frau hieß Helen Ruth.

freudig lacht, man habe nie gesund gelebt und trotzdem wäre man 80 geworden. Dem Leben also ein Schnippchen geschlagen oder wie?
Die menschliche Lebensdauer, gerechnet an der Dauer des Erwachsenwerdens und des Abschlusses der Geschlechtsreife, kann mit 115-120 Jahren angesetzt werden, biologisch gesehen. Und zwar bei jedem! Wenn natürlich 80 ein Höchstmaß darstellen soll und wie wir so oft von Menschen hören: *„Ich will keine 120 Jahre alt werden"* dann regt sich ein Gefühl des Mitleids in uns, da wir denken, diese Menschen, die solche Worte sagen, nicht genug über vitales und gesundes Leben wissen, sondern glauben, ab 80 müssen Krankheiten und Siechtum, körperlich wie auch geistig, das Leben erschweren. Dann möchte man auch keine 90 werden, das ist uns klar. Aber dafür haben wir unsere Intelligenz, damit wir das Leben in uns schützen und stärken, um ein hohes vitales Alter zu erreichen.

Du bist, was du denkst!

Mit dieser positiven, offenen Haltung und dem Wissen (und Befolgen!) der physiologisch förderlichen Nahrung für den Frugivoren Menschen, ist das biologische Alter von 120 Jahren absolut möglich.

Ich bin Emmet Densmore für seine Mühe sehr dankbar, eine solche Kostvergleichstabelle aufgestellt zu haben, sie gilt in physiologischer Hinsicht als unübersehbares Monument der Wirklichkeit. Ein Megalith der Wahrheit, unzerstörbar und groß. Vor Linnè, Cuvier, Bell, Home, Lawrence, Densmore, Schlickeysen u.a. war die Wissenschaft der Ansicht, der Mensch sei Allesfresser. Dabei war dieser Punkt in der Wissenschaft ein entscheidendes Erlebnis für alle die schon immer intuitiv wussten, wie das Gesetz der Natur den Menschen unterstützen oder stürzen kann.

Wir sind die intelligenten oder blinden Schöpfer unseres Daseins.

Interessant ist besonders die entwicklungsbedingte, alte Gegebenheit der Zahnstellung und der Vergleich zwischen Carnivor, Frugivor, Omnivor oder Herbivor. Nur Frugivorenkiefer sind, was die Zahnreihen

angeht, identisch mit dem menschlichen Gebiß! ZB. Gorilla, Schimpanse.

Biologisch etwas weiter entfernt liegen die Herbivoren, wie Pferd, Kuh und ähnliches. Dies ist auch logisch, denn uns fehlt die Möglichkeit, Gras enzymatisch zu spalten. Da wir nicht diese organische Physiognomie haben ist dies auch verständlich. Wir sind keine grasfressenden Lebewesen, außer, wir benötigten Heilung. So machen es sogar die Carnivoren!
Biologisch noch weiter entfernt liegen die Omnivoren und schließlich am weitesten die Carnivoren. Hier ist im Vergleich zum Menschen nichts mehr identisch. Daher sind wir weder mit Hyänen, noch mit Jaguar oder Löwe verwandt wenn es um das Prinzip der Nahrungswahl und –aufnahme geht.

In der Schrift ***„Grundlagenforschung“*** von Dr. Evert finden wir eine detaillierte Aufstellung der verschiedenen Gebißarten und auch mehrere Darstellungen von Gebissen, die uns zeigen, daß der Mensch Frugivore ist. So schreibt er:

„Auch die Zerstückelung des Tieres mit seinen Zähnen ist dem Menschen praktisch unmöglich. Nun aber das Wesentliche. Ein Stück Fleisch in rohem Zustande, ohne irgendwelche Zubereitung, ohne Zutaten, also von einem soeben getöteten Tier abgeschnitten, kann der Mensch nicht essen. Man möge es versuchen und wird staunen! Ein bis zwei Bissen würgt man vielleicht herunter, aber bei den nächsten Bissen entsteht ein solcher Widerwille, daß man alles wieder erbricht."[20]

Man könnte groteskerweise einen Versuch mit Menschen machen, die partout glauben, der Mensch sei Carnivore, indem man oben Zitiertes ausprobiert. Jener würde schnell unserer Annahme zustimmen, daß wir keine Carnivoren sind...

Ach, dies hätten wir es fast vergessen: Es wird oft angeführt der Mensch sei früher Fleischesser gewesen. Diese These hält sich hartnäckig. Auch früher, ich spreche von vor ca.

[20] Evers, Joseph: *Die Evers-diät: Chancen bei MS, Diabetes und anderen Stoffwechsel-erkrankungen.* Georg Thieme Verlag, 2002. S.11.

300.000 Jahren, war der Mensch ein Frugivore. Dies bestätigt Dr. Evert in seinen Untersuchungen und stellt fest:
„Der älteste sicher menschliche Fund, den wir bisher haben, ist der Unterkiefer des "Homo Heidelbergensis" [...] Sein Alter wird auf einige hunderttausend Jahre (angeblich 500.000) geschätzt. [...] Keine Spitzen, nicht das geringste Vorspringen des Eckzahnes sehen wir. Auch die genauesten Messungen eines jeden einzelnen Zahnes haben ergeben, daß dieselben mit unseren heutigen Zähnen haarscharf übereinander stimmen.“[21]

Es ist bedauernswert, daß wir schon vorhandenes Wissen ignorieren. Es wurde von der heutigen sogenannten „medizinischen (Un-)Wissenschaft“ manipuliert, oder totgeschwiegen. Die allgemeine Mehrheit, das Volk, kam nicht an diese Informationen ran. Wenn man nicht weiß, daß es ein anderes Wissen gibt und dem Volk wird hundert Mal die Lüge erzählt, dann wird es irgendwann zur Wahrheit. Hundert mal die Lüge ist eben auch die Wahrheit.

---

[21] Ebenda, S. 17-18.

Bereits um 1800 war diese Frugivorentheorie als Tatsache bekannt:
George Cuvier (1769-1832), ein französischer Naturforscher war ebenso Anatom wie auch begeisterter Geologe. Er war Professor und am Museum von Frankreich tätig, Sekretär an der Akademie der Naturwissenschaften und Kanzler einer Universität. Er sagte folgendes:

„Der ganze menschliche Körper, sogar bis ins kleinste Detail, ist von der Natur zu einer ausschließlich pflanzlichen Ernährung bestimmt.“[22]

Ein ebensolches Urteil war das Ergebnis folgender Herren:
Alexander von Humboldt (1769-1859), Naturforscher, Entdecker und Geograph,
Richard Owen (1804-1892), englischer Naturforscher, übrigens ein Komilitone Cuviers.
Charles Darwin (1800-1882), Erfinder der darwinistischen Entwicklungstheorie,

---

[22] Siehe: De Leo-Schulte, Sigrid: *Lern- und Verhaltensstörungen sind essbar!: Hilfe für ihr Kind bei Hyperaktivität, Gewalt, Schulversagen, Adipositas, Allergien U.a* Iris Kater Verlag&MedienGmbH, 2006. S. 160ff.

Thomas Henry Huxley (1825-1895), englischer Arzt und Anthropologe,
Sir Arthur Keith (1866-1955), berühmter englischer Anatom und Anthropologe.

Ein besonders interessanter Artikel erweckte unsere Neugier uns mit verschiedenen Kulturen zu befassen, die von der Indoktrination der Angst („Du wirst sterben ohne Fleisch oder zumindest sehr krank werden.") gänzlich unbeschadet blieben.
Prof. Dr. Dr. h.c. Marcel Hebbelinck, Leiter der Fachgruppe „Biometrie u. Biomechanik" der Freien Universität Brüssel, hielt 1996 einen sehr schönen Vortrag über „Vegetarische Ernährung, körperliche Tätigkeit und sportliche Leistung".
Er berichtete humorvoll über einen Anthropologen namens Sula Benet, der folgende Episode erleben durfte:

„Im Dorf Tanush, in der Sowjet-Republik Abkhasien, erhob ich vor nicht langer Zeit mein Weinglas auf das Wohl eines Mannes, der nicht älter als 70 aussah. „Mögen Sie so

alt werden wie Moses (120 Jahre)", sagte ich. Er war nicht erfreut, er war 119."[23]

Die meisten Menschen über 70 Jahre in Abkhasien machen immer noch lange und schwierige Wanderungen im Gebirge, und dies kilometerweit. Man müsste dies mal einem zivilisierten Mitteleuropäer „antun"!
Die hauptsächlichen Bestandteile der täglichen Nahrung der Abkhasier sind frische Früchte, Trauben, frisches Gemüse wie Zwiebeln, Tomaten, Gurken und Kohl, eine große Vielfalt von eingelegten Gemüsesorten und Limabohnen.

Auffallend ist stets eine geringe Kalorienzufuhr und eine sehr geringe Proteinaufnahme. Dies ist bei folgenden Völkern als bezeichnend zu sehen:

- Im Kaukasus die Abkhasier
- Im Karakorumgebirge das Hunzavolk
- Und in den Anden das Vilcabambavolk

---

[23] *Hebbelinck, Prof. Dr. Dr. h.c. Marcel:* **Vegetarische Ernährung, körperliche Tätigkeit und sportliche Leistung**,. VU News, Ausgabe 2 / 1996 .

Was wir damit erklären möchten ist folgende Tatsache: Der gesunde Mensch ist ein Frugivore, und wenn er erhitzte Nahrung ißt, dann selten und wenig.
Insgesamt scheint das „Wenigessen“ eine Leitlinie zu sein. Wenig Kalorien zu essen als Frugivore ist nicht schwierig, denn die meisten Früchte bestehen zu mehr als 80 % Wasser.

Dieses hoch strukturierte Wasser ist mit ein Grund dafür, daß unsere Zellen organisches und zellverfügbares Wasser erhalten.

Bei unseren Forschungen über langlebige Völker kamen wir zu solch einer erstaunlichen Vielzahl an angeführten Gründen, warum diese Völker so alt sein sollten, daß die Glaubhaftigkeit nicht mehr jenen Grad hat, den man sich als Autor wünscht. Jeder scheint diese Völker für sich oder den Verkauf eines speziellen Ergänzungsmittels, und wenn es auch nur Wasser ist, zu beanspruchen.

1) Das Hunzavolk trinke das sehr mineralreiche Wasser (sieht fast aus wie Milch, und sie trinken dies tatsächlich) eines Gletschers aus dem Karakorumgebirge und das darin enthaltene

Kolloid ist zellverfügbar und damit verstoffwechselbar.

2) Das Hunzavolk esse Aprikosenkerne und getrocknete Aprikosen. Die darin enthaltenen Enzyme würden dieses Volk so gesund erhalten.
3) Das Hunzavolk sei so gesund wegen ihres Getreides, vornehmlich Hirse und Gerste.
4) Das Hunzavolk sei so gesund und resistent gegen Krankheiten, ihres Salzes wegen, das heute als Hunzasalz auf dem Markt ist.
5) Das Hunzavolk habe eine spezielle Rezeptur um ein geheimes Brot herzustellen, welches jung hält.

Sie sehen, hier sind viele Dinge unstimmig und wir behalten uns vor zu sagen, daß wohl an allem ein wenig Wahrheit sein mag, allerdings sollte man diesen Dingen doch kritisch gegenüberstehen.
Tatsache ist auf jeden Fall, daß dieses Volk sich nicht von mitteleuropäischer oder amerikanischer Standardkost (SAD) ernährt.

Es bleibt die Tatsache, daß der Mensch physiologisch so ausgestattet ist, daß er sich von Nüssen, Samen, Obst und grünen Blättern ernährt. In der veganen Rohkost variieren daher die verschiedenen Ernährungslehren in einigen Punkten, obwohl die Grundbasis immer aus Obst, Gemüse, Samen und Nüssen besteht.

In der *Natural Hygiene*, einer sehr strengen Rohkostrichtung, welche aus den USA stammt und in Deutschland bis 2007 durch *Helmut Wandmaker*[24] repräsentiert wurde, werden zum Beispiel Gewürze abgelehnt und verfahren auch nach einem Trennkostschema, obwohl dies physiologisch nicht notwendig ist: Die Grundidee der Trennkost ist längst überholt! Dieser Meinung ist auch *David Wolfe*, der seine *Sonnenernährung* auf folgende drei Hauptpfeiler basiert: **Fette – Obst – Grünes Blattzeug.** Unter Fetten versteht er fetthaltige Früchte und Gemüsearten wie Avocados,

[24] Der seit der 1. Auflage inzwischen verstorbene Helmut Wandmaker propagierte sehr offensiv eine reine Obst- und Gemüsekost, die er scheinbar leider selbst nicht eingehalten hat, (so zumindst viele Quellen) es aber immer vorgab! Wandmaker wurde 90 Jahre alt.

Nüsse, Durians, Samen oder auch kaltgepresstes Öl. Grundsätzlich sieht er in seinem Schema kein Gemüse vor, außer chlorophyllhaltige Blätter, da Früchte die von der Sonne beschienen werden oder oberhalb der Erde wachsen, den Vorrang haben.

Ann Wigmore ist näher an der *Natural Hygiene*, bestimmt den Tagesplan jedoch durch *Chlorophyllsäfte*, insbesondere von Gräsern. So hat sie sich von Lymphkrebs geheilt.

Gabriel Cousens verlagert seine Art der Rohkost auf ein ausgeglichenes energetisches *Farbenschema* und bringt verstärkt seine Erfahrungen in *Ayurveda* in seine spirituell orientierte Rohkosternährung mit ein.

Sie sehen: Die wichtigsten Richtungen variieren in verschiedenen Punkten, und jeder muß für sich intuitiv seine Art der veganen Rohkosternährung herauskristallisieren.

Unabhängig von diesen verschiedenartigen Richtungen, ist unsere Physis immer noch der wirkliche Ausgangspunkt. Anhand anatomischer Studien an Schädeln und Gebissuntersuchungen hat Dr. med. Joseph Evers unwiderlegbar bewiesen, welche Zuordnung der menschliche Körper erfahren muß.

Wenn wir uns von der Nahrung des Menschen und seinem kulturellen Zusammenhang ein Bild machen wollen, müssen wir für die Beziehung von Nahrung und archäologischen Funden einen gedanklichen Freiraum eröffnen, den wir auf Fakten basierend, keinesfalls auf Wunschdenken einiger sogenannter Expertenforscher oder geschichtlicher Visionen zurückgreifen, denn die Wahrheit ist keinesfalls annähernd so, wie man sie sich vorstellt. Die Menschen der Neandertalerzeit waren in der Tat womöglich Jäger, aber keineswegs waren sie es vorher.
Die tatsächliche Entwicklung der menschlichen Spezies hatte bereits früher eine rein auf pflanzlicher Kost basierende Ernährungsweise, die sowohl dazu geführt hat, dass diese Menschen gesund und produktiv sein konnten. Der älteste menschliche Fund sei in diesem Sinne immer noch der homo heidelbergensis der vor ca. 500.000 Jahren lebte. Man würde, wenn man vom heutigen irrigen geschichtlichen Hintergrund ausgeht, sagen, es handele sich um eine primitive Form

des Menschen und stände hinter dem heutigen homo sapiens weit zurück und dieser stelle den homo heidelbergensis weit in den Schatten.

Tatsächlich aber sprechen archäologische Fakten eine deutlich andere Sprache. Daß diese andere Sprache keiner der angesehen Forscher spricht, liegt einzig und allein an der Tatsache dass eine Publikation die Tragweite der Reaktionen innerhalb der Gesellschaft eine geschichtliche Umwälzung andeuten würde, die jedoch keinesfalls im Interesse der Mediziner als auch der Geschichtshistoriker sind.[25]

Zum einen nämlich hat Evers die archäologischen Funde unvoreingenommen und faktisch betrachtet und daraus die logischen Schlüsse aus der Betrachtung gezogen, dass dieser Fundus einer weiteren näheren Untersuchung bedürfe, denn die Fakten schienen durchaus unglaublich.

Das Gebiß dieses Menschen zeigt keine Spitzen der vorderen Eckzähne auf, sondern

[25] In diesem Sinne, wie ein Paradigmenwechsel in der Wissenschaft geschieht, soll auf Thomas S. Kuhns Werke hingewiesen werden, die sich sehr krititisch mit diesen Themen befassen.

stimmt mit dem des heutigen Menschen exakt überein, wenn man die Vergrößerung auf 1:1 errechnet. Schoetensack und Klaatsch haben die Einordnung wider alle Fakten als Urahn von Mensch und Menschenaffe schöngeredet, ohne aber den wirklichen Tatsachen ins Gesicht zu sehen, die da wären: Daß nämlich die Examination der Zahnreihen nicht den Schluß zulässt, dass es sich um einen *gemeinsamen* Urahn handeln sollte. Der Kieferknochen ist stärker ausgebildet als beim heutigen Menschen, aber daraus lässt nur schließen dass seine Kaumuskulatur deutlich ausgeprägter gewesen ist. Dies aber unterstützt die deutlichere Theorie eines blatt- und Früchte essenden Wesens. Die Vorderen Zähne sind nicht, wie beim Schimpansen hervortretend angelegt, welche die typische Schimpansengebissform ermöglicht.

Nicht-vegane Ernährung sowie Jagd spielten eine sehr viel geringere Rolle in den letzten Tausenden von Jahren, als man gemeinhin annimmt. Erst über dem 60. Breitengrad nimmt dieses Verhalten etwas zu, und auch dieses wird quantitativ überschätzt. In den Annals of the New York Academy of Science 69-1958-989 lesen wir, dass im Jahre 1958 die

Ernährung der Bantu untersucht worden ist, die in der südlichen Hälfte Afrikas leben. Fleisch, Fisch und Eier spielen dort eine Ausnahmerolle, wenn überhaupt, und auch Milchprodukte kommen gar nicht vor. Die Nahrung ist pflanzlich und vegan.
Die Bantu wurden damals als frei von Zivilisationskrankheiten und als erstaunlich gesund und leistungsfähig erachtet. Die Kalziumbilanz war trotz (westlicher Meinung nach) unterdurchschnittlicher Kalziumzufuhr optimal. Diese Tatsache ist für die üblichen Vertreter der Schulmedizin und der an Universitäten ausgebildeten Ernährungsberater ein Rätsel. Allerdings ist es sehr klar, da die schwefelhaltigen Aminosäuren der Tiermilch zu einer generellen Übersäuerung (Azidose) führen. Der Körper reagiert natürlich auf diesen für ihn gefährlichen Zustand und löst basisches Kalziumphosphat aus dem gesamten Knochengerüst. Andererseits ist das in der Milch vorhandene Kalzium durch das gesetzlich vorgeschriebene Erhitzen anorganisch geworden und daher für den menschlichen Körper nicht mehr verwertbar. Wir finden bei Bircher folgende Aussage über nicht menschengerechte Ernährung:

„Im Jahr 1936/37 wurde ein Jahr lang die Lebensweise der indigenen Inuits Ostgrönlands im Rahmen der Höygaard-Expedition untersucht. Die Nahrung dieser Menschen bestand zu fast 90% aus Fleisch und Fisch. Es zeigte sich, dass diese Menschen früh alterten, infektanfällig wurden, von Kopfschmerzen, Schwindel und Mandelentzündung geplagt waren und nach dem 30. Lebensjahr derart an Bluthochdruck und Atheromatose (Erweichung der Arterienwand) erkrankten, dass sie zur Jagd untauglich wurden“. (Bircher 1961, "Eskimoernährung und Gesundheit").

Dennoch werden auch heute noch die Eskimos oder Inuits als Referenz herangezogen, wenn ein isoliertes Produkt wie Omega-3- oder Omega-6-Fettsäure vermarktet werden sollte. Es bedient sich Ideen oder Muster die so nicht existieren. Diese Logik ist in sich falsch und man lobt sie in den Märchenhimmel um in den „zivilisierten“ Ländern damit Geld zu machen.

Es bestehen gute Gründe davon auszugehen, dass der Mensch erst sehr viel später über den 30 Breitengrad hinausgewandert ist, und sich dort verbreitete. Allerdings ist die Nahrungsquelle dort keineswegs gesichert

gewesen und Fleischnahrung wurde gegen seine physiologische Bestimmung Teil seiner Ernährung.
Daher lautet auch eine These, warum der Neandertaler ausgestorben ist, dass er sich durch die Fleischnahrung selbst ausgerottet hätte. Knochenfunde des Neandertalertypus weisen darauf hin, dass seine gesamte Skelettstruktur durch die Fleischernährung in der Tat pathologisch gewesen ist und bisher bei keinem Neandertaler auch nur ein Alter von 50 Jahren nachgewiesen werden konnte.

Auch Portmann besticht in seiner Schrift *„Biologie und Geist"* aus dem Jahre 1956 durch die Aussage, daß nach moderner biologischer Erkenntnis „der Urmensch kein Jäger gewesen sein kann". Zumindest nicht alle Formen und ableitenden Zwischenstufen die anscheinend zum heutigen Menschen führten. Auch in dieser Hinsicht besteht eine komplette Revision von Artefakten und archäologischen Funden. Es besteht wohl keine wirkliche und tatsächliche Erkenntnis darüber, die über bloße Möglichkeiten oder Annahmen hinausreichen. Es sind zwar Tendenzen vorhanden, die aufschlußreiche Aspekte aufweisen,

dennoch ragen die heutigen Wissenslücken über die Ernährung des Vormenschen leider allzu deutlich hervor.
Grundsätzlich scheint die genaue Entwicklung auch unerheblich für den heutigen physiologischen Körper des Menschen auf der ganzen Erde: Alle organischen Voraussetzungen sind bis ins Detail auf frugivore Nahrung angepasst.
Aber Erkenntnisse die nicht sein dürfen, werden grundlegend in diesen akademischen Wissenschaften verleugnet. Dies hat Zillmer deutlich belegt. Dennoch hat sich auch in der heutigen „Wissenschaft“ ein Forscher hervorgetan, der sich diesen Themen gestellt hat. Der Anthropologe der Universität in St.Louis Robert Sussman schreibt in seinem Buch „Man, the hunted“, dass der *autralopethicus* nicht im geringsten Fleischnahrung hätte zu sich nehmen können, da seine Zähne nicht derart konzipiert gewesen seien. Selbst wenn also diese Gattung der Vorfahre des heutigen Menschen gewesen wäre (den Beweis ist man bis heute schuldig), so ist auch dieses Wesen kein Jäger gewesen! Der Mensch als aggressiver Vertreter des Jägertypus ist nicht

mehr als ein Mythos, bestenfalls eine gut gelungene Propaganda.
Zu guter Letzt aber lasst den Goethe´schen Mephistopheles sprechen: „Grau, teurer Freund, ist alle Theorie, und grün des Lebens goldner Baum.“

2. Die Enzyme und ihre Bedeutung

2.1. Allgemeines Wissen über Enzyme

Unter den vielen Stoffen die dem menschlichen Organismus zugeführt werden müssen, haben die Enzyme einen sehr wichtigen Stellwert.
Was sind Enzyme denn nun wirklich?

Enzyme sind bestimmte Moleküle, die sich aus Aminosäuren, Vitaminen und Mineralien zusammenschließen. Ein falsches Verständnis davon wäre zu glauben, daß sie sich in jeglicher uns zugeführten Nahrung finden lassen, die der Körper auch aufnehmen kann. Dies ist, wie wir sehen werden, mitnichten so.

Enzyme wirken als sogenannte Katalysatoren und beschleunigen chemische Reaktionen. Enzyme sind für den Stoffwechsel sehr

wichtig und unverzichtbar wenn wir davon ausgehen, daß diese Moleküle das gesamte Leben im Körper regulieren. Sie sind jedoch weit mehr als nur physische Katalysatoren. Sie sind Leben spendend im wahrsten Sinne des Wortes. Ihre Photonenaktivität macht die Gesundheit und Stabilität eines Organismus aus.

Wir haben noch nicht alles auf diesem Gebiet erforscht und vieles ist noch unklar, dennoch wissen wir, daß Enzyme oftmals sehr instabil sind. Sie bleiben bis höchstens 55°C lebendig und stabil, meist jedoch mutieren sie bereits bei einer Temperatur von 42°C. Dies ist auch der Grund dafür, warum Fieber über 41°C kritisch für den menschlichen Körper ist. Warum eigentlich? Man stellt sich diese scheinbar triviale Frage nicht. Dabei ist es ganz einfach: Die Enzyme verlieren ihre Lebendigkeit und führen ihre ihnen zugeteilte Arbeit nicht mehr aus. Für jede noch so kleine chemische Reaktion im Körper werden verschiedene Enzyme benötigt.

Natürlich gibt es wie überall Menschen bzw. Ärzte, die die Meinung anderer, von Lobbies hoch bezahlter Chefärzte oder Forscher nachplappern.

Enzyme sind in allen Zellen des Organismus auffindbar, und ihre Aktivität ist eng gekoppelt mit der Zellstrahlung, der sogenannten Biophotonenemission.

Einige Enzyme sind im gesamten Körper vorhanden, andere wiederum sind spezifisch für ein Organsystem bestimmt und versorgen jenes Organ mit Biophotonen. Einige spielen besonders bei der Verdauung der Nahrung und auch bei der Versorgung des Körpers mit den Nahrungsstoffen eine überaus wichtige Rolle. Wenn man bedenkt, daß das erste Enzym erst im 19. Jahrhundert von Theodor Schwan offiziell entdeckt wurde, so erklärt dies die Tatsache, daß man hierüber noch nicht sonderlich viel weiß. Inoffiziell jedoch ist die Enzymaktivität bereits sehr viel länger bekannt. Einige Quellen deuten darauf hin, daß Feigentherapie als Enzymbehandlung und –regeneration bereits vor mehr als 2000 Jahren eingesetzt worden ist.[26]

[26] Bibel: 2.Buch der Könige 20, 7

Folgende Enzyme sind hier näher erklärt:
Es gibt bisher folgende Enzymgruppen:

1) **Hydrolasen**
2) **Isomerasen**
3) **Ligasen**
4) **Lyasen**
5) **Oxydoreduktasen**
6) **Transferasen**

Die **Hydrolasen** spalten naturchemische Verbindungen, die in Pflanzen, Obst und anderen lebendigen natürlichen Bestandteilen vorkommen. Ihre Haupttätigkeit besteht darin, Wasserstoffmoleküle in andere Verbindungen ein- oder auszulagern.
Die **Isomerasen** verändern die Struktur von molekularen Verbindungen. Sie sind, wie man es nennen würde, „geometrisierend" und geben dadurch eine ganz bestimmte einzigartige Information in die Moleküle.
Die **Ligasen** bauen neue Verbindungen auf, welche grundlegend auf Sauerstoff-, Stickstoff-, Schwefel- oder Kohlenstoffbasis erschaffen werden.
Die **Lyasen** sind im Antagonistensystem mit den Ligasen die auflösende Kraft innerhalb der Enzymgruppe.

Die **Oxydoreduktasen** aktivieren oder deaktivieren Sauerstoff- oder Wasserstoffmoleküle und übertragen sie auf andere molekulare Zusammensetzungen. Unser Verständnis hierfür ist auf die Elektronenveränderungen konzentriert. Die Übertragung von Elektronen in der lebendigen Nahrung ist nicht so aufwendig wie die in toter Nahrung.
Die **Transferasen** übertragen nicht Elemente, sondern Atomgruppen innerhalb von Systemen. Dies ist die gegensätzliche Aktivität zu den Oxydoreduktasen.

In diesen Hauptgruppen seien hier nur einige spezifische Enzyme genannt:
Amylase, Lipase und Chymotripsin der Bauchspeicheldrüse
Das Enzym GOT in Herz und Leber.

Genauer:
Amylase: Ist ein Verdauungsenzym. Es gibt Speichel- und Bauchspeicheldrüsenamylase. Die Ausschüttung dieses Enzyms wird durch ein Hormon namens Cholecystokinin gesteuert.

Lipase: Eigentlich ist dies ein Oberbegriff für eine ganze Gruppe von Verdauungsenzymen, den Esterasen. Lipasen sind fettspaltende Enzyme und ermöglichen damit deren Aufnahme aus dem Darm in den Organismus. Die Ausschüttung der Lipase wird von Hormonen wie Secretin und Cholezystokinin gesteuert. Die wichtigsten Lipasen sind Phospholipasen. Diese werden in der Bauchspeicheldrüse produziert.

GOT: Eine Abkürzung für das Enzym **G**lutamat-**O**xalacetat-**T**ransaminase das im Herzmuskel, im Skelettmuskel und in den Leberzellen in hohen Konzentrationen vorkommt.

Nicht nur werden die wertvollen Enzyme durch die oben erwähnte Hitze zerstört, auch Säure im Körper trägt dazu bei, daß die Enzymtätigkeit gestört ist und nicht optimal funktioniert.
Alle Menschen, die sich ohne Rücksicht auf Verluste von Gutbürgerlicher Kost (GbK) ernähren sind in Wirklichkeit übersäuert. Das Basen-Säure-Gleichgewicht ist derart gestört, daß sich oft auch auch Krebs einnisten kann.

Ein basisches Milieu ist ein Garant dafür nie Krebs zu bekommen!
Vegane Rohkost ist so was wie ein unterschriebener Garantieschein dafür, nie an Siechtumskrankheiten wie Gicht, Rheuma, Krebs, Alzheimer und ähnlichem zu erkranken und zu sterben.

Ein überwiegend basischer Körper kann keine Grundlage liefern, die der Krebs so sehr benötigt, um sich anzusiedeln und sich auszubreiten.
Dieses Verständnis fehlt heute in der Tat in der Gesellschaft.

Säure und Hitze zerstören die Enzyme. Ein basischer Körper liefert keine Grundlage für Krebs und nicht erhitzte Nahrung liefert die basische „Basis“ der Gesundheit.

Hauptsächlich lassen sich in der Rohkost Enzyme finden, da nur dann die gesamte Bandbreite an Enzymen abgedeckt ist, und auch vollständig biogen, also “lebenherstellend” sind.
Das ist der Grund warum weder Gekochtes, noch Gebratenes oder anderweitig erhitzte

und bestrahlte Nahrung (oder dafür Gehaltenes) eine enzymatische Funktion erfüllen kann!

Denn alles was über die oben genannten Temperaturen (>42°C) hinausgeht, ist enzymatisch tot und die Biophotonenaktivität soweit vermindert, daß die Qualität sehr gering oder nutzlos für den Körper ist.

Enzyme werden in der Forschung immer noch als Stiefkind behandelt, obwohl bereits unglaublich viel Wissen darüber angehäuft wurde. Vieles war auch falsch oder waren das Resultat voreiliger Schlüsse. Dennoch gab es viele Pioniere, die mit geistiger Klarheit die ungemeine Wichtigkeit erkannt haben. Die energetische Ebene ist hierbei noch fast gänzlich unerforscht. Dieser Tatsache liegen mehrere Ursachen zugrunde:
Zum einen ist zunächst einmal die physische Ebene (chemisch, physikalisch) erarbeitet worden.
Zweitens: Die Instrumente zum Messen von energetischen Daten in dieser Ordnung sind noch nicht konstruiert.

Trotzdem kann man die Idee von Herrn Herbert Fröhlich unterstützen, wenn dieser darauf hinweist, daß diamagnetische Effekte am Enzym Lysozym gefunden wurden und dies auf Supraleitung hindeutet. Dies sei ein Zeichen einer energetischen höher geordneten Harmonie. Der Bifurkationspunkt ist überschritten und führt hin zur Syntropie (negative Entropie).

Diese Entdeckung ist in der Tat atemberaubend.

Dr. rev. Gabriel Cousens hat diese Bifurkationspunkte physisch wie energetisch erforscht und ihre Bedeutung für bewußtes Handhaben von kohärenten Energie- und Körperzuständen herausgearbeitet.

Bei der Bestimmung der Enzyme wird nicht die Menge der Enzyme gemessen, sondern deren Aktivität. Ausschlaggebend für das Maß ist, wieviel "Umsatz" eine bestimmte Menge eines Enzyms schafft. Und dies ist nur möglich, wenn diese in hohem Maße im Körper vorhanden sind, was eigentlich nur durch natürlich belassene Kost möglich ist. Fast alles kann heute chemisch gesehen in einem Labor nachgezüchtet werden. Die künstliche Struktur von Vitamin C oder B, oder anderen

Nahrungsergänzungsstoffen wurden nachgebildet und erzeugt. Chemisch sind sie identisch mit den organischen Vorbildern. Allerdings haben diese eine sehr schwache oder gar keine Biophotonenaktivität und sind daher fast gänzlich nutzlos für den Körper!

Wissen Sie daß Enzyme das einzige ist, was nicht in einem Labor gezüchtet werden kann?

Es erscheint logisch, wenn man davon ausgeht, daß gerade die Enzyme das „Leben" an sich darstellen, die pure und geballte Kraft des Werdens, der Existenz!

Dr. Edward Howell, ein Experte auf dem Gebiet der Enzymforschung, hat 1991 an der „University of Natural Healing" einen Aufsatz mit dem Titel: **„Enzymes and Longevity"** über die Wichtigkeit der Enzyme verfasst, in dem er herausarbeitet daß Enzyme der mögliche ausschlaggebende Faktor in der präventiven Heilung von chronischen Krankheiten ist, und die Lebensspanne verlängern kann. Dies würde sich natürlich mit der Tatsache decken, daß Menschen, die von frischer Rohkost lebten ungewöhnlich alt wurden und zudem

gesund und fit jenes hohe Alter von nicht selten 110 Jahren erreicht haben.
Welche Wichtigkeit Enzyme tatsächlich haben sieht man an der Tatsache daß weder Mineralien noch Vitamine, und auch keine Hormone ihre Arbeit im Organismus verrichten können wenn Enzyme fehlen!

In diesem Interview sagt Howell:
„Similarly, you may have all the nutrients -- vitamins, proteins, minerals, etc., for your body, but you still need the enzymes -- the life element -- to keep the body alive and well."

Logisches Denken führt hier zur zugleich einzigartigen wie einfachen Einsicht:
Alles ist abhängig von Enzymen, ohne sie sind alle anderen Faktoren wie Spurenelemente, Vitamine, Proteine und andere, ganz einfach nicht aktivierbar.
Und wenn wir wissen, daß der Mensch zwar von Geburt an ein gewisses Set an Enzymen im Körper hat [was sehr logisch ist: Photonenaktivität („Leben") muß ja auch vorhanden sein], dieses jedoch nach 30-50 Jahren erschöpft ist, wenn man sich von gutbürgerlicher Kost, also sprich Fleisch, Fisch, Eiern,

Milch und erhitzten Produkten ernährt, dann ist es klar daß man, um den Enzymvorrat wieder aufzustocken, natürliche Lebensmittel, wie sie uns von der Natur gegeben werden, zu uns nehmen müssen.

Auch hier lassen wir Dr. Howell zu Wort kommen:
„The faster you use up your supply of enzyme activity, the quicker you will run out. Experiments at various universities have shown that, regardless of the species, the faster the metabolic rate, the shorter the lifespan."

Ein Mensch dessen metabolitischer Zyklus sehr hoch ist, (u.a. auch Hochleistungssportler) haben eine höhere Verbrennung innerhalb des Stoffwechsels, benötigen zudem auch eine Menge Enzyme. Wenn diese nicht gerade durch Rohkost bzw. vitale Nahrung ersetzt werden, begeht der Mensch regelrecht Raubbau an seinem Körper. Dies, so Howell, verkürzt die Lebenszeit ungemein, unabhängig wie viel Eiweiß, Mineralien und ähnliches als Nahrung zugeführt werden!

Dies ist auch der hervorstechende Grund für den frühen Tod von vielen scheinbar absolut gesunden und fitten Sportlern.
Welche Erscheinungen traten in Dr. Howells Forschungen auf? Menschen, wie auch Tiere, haben, wie folgt, mit Rohkost oder mit gekochter Nahrung folgende Einsichten ermöglicht:

- Tiere, die gekochte Nahrung bekommen haben, waren sehr viel schwerer als jene, die Rohkost aßen.
- Howell fand heraus, daß es unmöglich war, Menschen fett werden zu lassen, wenn man ihnen Rohkost als einzige Nahrung gab, gänzlich **unabhängig** von der Kalorienanzahl! (Den praktischen Experimenten von Frau Schatalova zufolge ist die Kalorienthese ohnehin nicht haltbar.)
- Das Gewicht des Gehirns schrumpfte bei jenen Menschen und Tieren, die gekochte Nahrung über einen längeren Zeitraum aßen.
- Menschen und Tiere welche gekochte Nahrung zu sich nehmen, haben eine doppelt so schwere Leber wie die

eines Rohköstlers, sei es Mensch oder Tier! Dies liegt an der Überbelastung der Leber und deren Schwellung als Resultat. Hinzu kommt oftmals eine Trägheit des Blutes in diesem Organ.

- Die Überproduktion an Enzymen, die nötig wird um die gekochte, denaturierte Nahrung mühsam aufzuspalten, erhöht ebenso das Gewicht der Leber. Dies, so Howell, ist eine pathologische Adaptation des menschlichen Organismus an gekochte Nahrung jeglicher Art. Wohlgemerkt: **Die Adaptation ist pathologisch und nicht lebensfördernd!**

Emily Kane schreibt in ihrem Aufsatz "**Enzymes: The Difference Between Raw and Cooked Foods**"[27] über ihre Forschungen auf dem Gebiet der Enzyme, die sie als regelrechte „Dynamos" bezeichnet, als die wichtigsten Elemente in unserer Nahrung. Besonders reich an

[27] http://www.living foods.com/articles/rawvscooked.html

aktiven Enzymen mit scheinbar hoher Biophotonenzahl sind Sprossen:

"Enzymes are what make seeds sprout. Sprouts are, in fact, one of the richest sources of enzymes."

Sie nennt jedoch auch weitere Obst- und Gemüsearten. Unter ihnen:
Papaya, Ananas und Spargel.
Die unglaublich leckere Frucht Papaya) beinhaltet ein seltenes Enzym. Papaya, von den Australiern "Paw Paw" genannt, und beinhaltet Papain, welches eiweißspaltend ist. Man nennt dies auch proteolytisch. Mit Hilfe des Papains können bei der Abwehr von Krebszellen Immunkomplexe gebildet werden und Antigene werden spezifischer auf solche Zellen angesetzt! Dieses Enzym erkennt die Tarnung einer Krebszelle, die sich durch eine Eiweißhülle verborgen halten möchte.
Die Papaya bzw.ihr enzymatischer Cocktail fordert den Körper zur Produktion von Zytokinen auf. Diese erhöhen die Aktivität des Immunsystems und es zeigte sich, daß

Zytokine als Tumor-Nekrose-Faktor gelten können.

Auch das Enzym der Ananas, das sogenannte Bromelain ist ein proteolytisches Enzym und gehört zur Gruppe der sulfhydryl-haltigen Früchte. Die Ananas hat jedoch noch mehr Vorteile:
Neben dem Bromelain beinhaltet sie auch:
ein Peroxidase-Enzym,
ein Phosphatase-Enzym,
verschiedene Proteasen-Hemmer.
All diese Enzyme verstärken die gründlichere Aufspaltung von Verbindungen.

All das findet man **nicht** im Fleisch!
Bleibt noch das Spargelenzym. Jeder kennt die Symptomatik nach dem Verzehr des Spargels.

Der Verursacher des strengen Uringeruchs ist ein Enzym. Es spaltet den im Spargel enthaltenen Aromastoff Asparagussäure auf (bitte nicht verwechseln mit der Aminosäure Asparagin). Wir verwenden jedoch den Spargel im rohen Zustand. Dadurch ist er noch wirksamer.

Durch diese Spaltung wird die schwefelhaltige Molekülverbindung frei und wird dann durch den Urin wieder ausgeschieden.

Blei, Cadmium, Chrom und Nickel, allen voran aber Quecksilber, wirken in den Zellen als Enzymgifte. Diese These unterstützt auch die Forscherin Dr. Schreiber und nennt Silber als Möglichkeit, diese Metalle aus dem Körper herauszuleiten. Allerdings denken wir daß die natürlichste (und billigste!) Art und Weise der inneren Organreinigung immer noch die Wildpflanzen, bzw. Kräuter und Gewürze sind, welche noch zum größten Teil unerforscht sind hinsichtlich solcher „wunderartigen" Heilwirkungen. Wenn uns etwas in der Natur als Wunder vorkommt ist dies einfach ein Zeichen dafür, daß wir die Natur nicht kennen. Auch Dr. Cernaj unterstützt die These, daß Schwermetalle die Enzymtätigkeit schwerwiegend negativ beeinflussen.

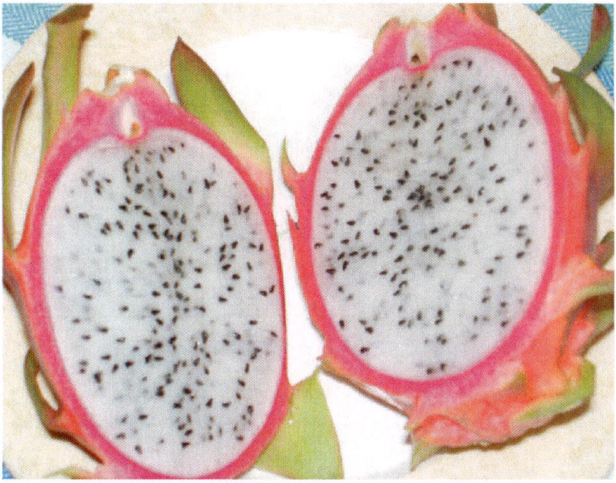

Die Schönheit der Frucht Pitahaya. Welcher Künstler könnte sich so was Kreatives einfallen lassen ?
© Debra

2.2. Enzyme in Chlorophyllsäften

Eine Frau, die ihr Leben ihrer intuitiven Einsicht über Enzyme zu verdanken hat, ist **Ann Wigmore.** Vielleicht haben Sie schon etwas von ihr gehört. Sie wurde bekannt durch die Heilanwendung des Weizengrassaftes. Sie wurde 1909 in Litauen geboren, und ab 1960 hat sie all ihre Energie in die Erforschung des Weizengrassaftes gesteckt, nachdem sie von Gangränen und Krebs gezeichnet, dem Tode nahe war. Weizengrassaft, eines der stärksten Heilmittel seit Urzeiten, wiederentdeckt von Dr. Ann Wigmore, ermöglichte es ihr, sich vollständig zu erholen und zu heilen. Durch ihre Erfahrung und ihr Wissen wurde es ihr möglich das ***Hippocrates Health Institute*** ins Leben zu rufen. (eigentlicher Name: ***Alternative Medicine Schools***).

Sie fiel 1994 leider einer Rauchvergiftung in ihrem Institut zum Opfer.

Der jetzige Leiter des H.H. Instituts ist ***Brian Clement***. Er hat eine Menge Informationen in den Jahren nach Wigmores Ableben gesammelt und teilt der Welt in vielen Aufsätzen und Vorträgen das gesammelte Wissen über die Wirkungskraft von enzymatischer, lebendiger Nahrung mit. In unseren Studien über Clements und Wigmores Arbeit erschienen uns folgende Inhalte, auf den Punkt gebracht, am wichtigsten:

Viele Grünpflanzen sind hinsichtlich der Zusammensetzung von Enzymen, Mineralien und sekundären Pflanzenstoffe u.ä. untersucht worden. Jedoch hat nur Weizengras die aktivste und stärkste Kraft, die dem Menschen als Saft zur Verfügung steht.

Dieser durchaus sehr intensive und gewöhnungsbedürftige Geschmack ist ein wahrer Chlorophylltrunk und damit ein Heilmittel Nummer 1 der Natur. Die Ergebnisse sind überwältigend. Man kann es ohne zu übertreiben als Krebsmittel und Blutreinigungsmittel bezeichnen. Natürlich hat jeder Saft aus chlorophyllhaltigen Blättern oder Gräsern diese Heilwirkung. Man kann durch die Wiesen rennen und sich morgentaubedeckte Gräser pflücken. Nach dem Sammeln werden sie sofort zuhause zu Saft verarbeitet, der, vermischt mit frisch ausgepresstem Orangensaft, sofort getrunken werden kann und somit damit seinem Körper die höchstmögliche Enzymaktivität geben kann.

Man muß jedoch sehr vorsichtig bei der Dosierung sein. Mehr als 10 ml des puren Chlorophyllsaftes sind am Anfang nicht ratsam, da die Entgiftung zu stark ist. Dies kann sich schnell als Übelkeit kundtun. Das ist kein schlechtes Zeichen und man braucht auch keine Angst zu haben. Es bedeutet nur, daß man die Dosierung etwas minimieren und mehr von anderen Säften hineinmischen sollte. Solche Chlorophyllsäfte sollten nicht pur getrunken werden. Sie schmecken nicht besonders lecker und sind auch in ihrer Wirkung zu intensiv.
Folgenden Test können Sie bedenkenlos anwenden um Gewissheit darüber zu haben ob Sie gesund bist:
*"If it tastes sweet and **1-2 ounces** [28] has little or **no effect**, quite likely, you **are healthy**."*

Diese Empfehlung wird im ***Hippocrates Health Institute*** allgemein gegeben.

Diesen Lichtsaft setzt man selbst unter strengsten Auflagen ein, wenn Menschen mit lebensgefährlichen Krankheiten von der üb-

[28] 1 ounce = 28.3495231 Gramm

lichen Medizin aufgegeben wurden. Dr. Chris Reynolds schreibt in seinem Aufsatz ***"The Demise of Chlorophyll and A Fresh Look At Wheatgrass Therapy":***

"There are claims of successful treatment of sinusitis, osteomyelitis, pyorrhea, peritonitis, gastric ulcers, anemia, arteriosclerosis and depression. Then there is an oft quoted American Journal of Surgery (1940) article that reported 1,200 cases ranging from deep internal infections such as brain abscess, peritonitis and skin disorders had been treated with chlorophyll (from wheatgrass) and were 'discharged as cured'."

Es ist auch erwiesen, daß Chlorophyllsäfte blutbildend wirken. Es wird sehr klar, wenn wir uns die chemische molekulare Zusammensetzung ansehen:

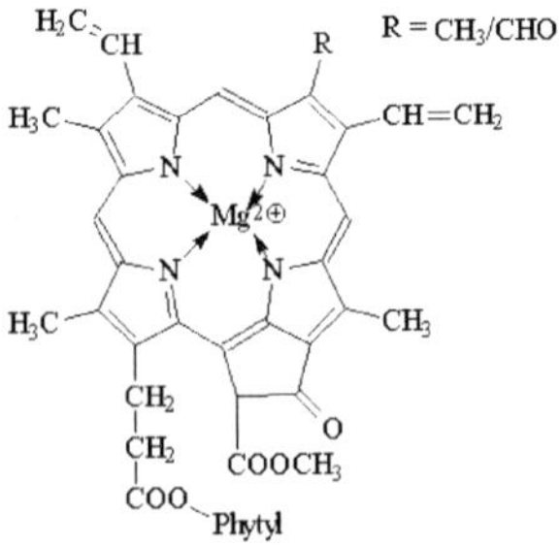

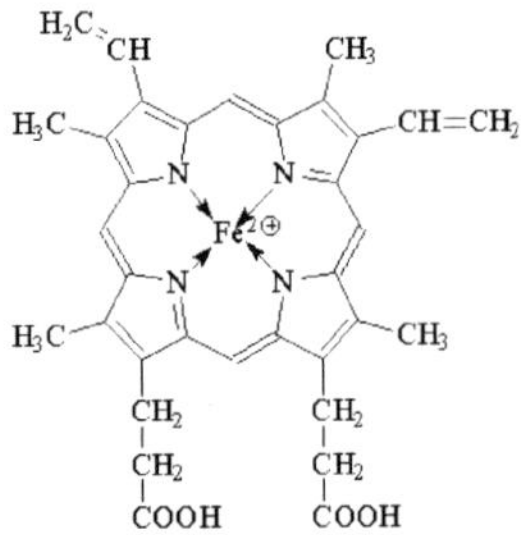

Der Grundbaustein beider Substanzen ist Pyrrol, ebenfalls Bestandteil des roten Blutfarbstoffs. Hämin verbindet sich mit Protein und bildet dadurch Hämoglobin, das in den roten Blutkörperchen vorkommt.

Der hauptsächliche Unterschied zwischen Chlorophyll und Hämin ist, daß Chlorophyll Magnesium als Zentralmolekül hat, dagegen das Häminmolekül Eisen.

Der deutsche Chemiker Richard Willstätter (1872-1942), der 1915 den Nobelpreis für Chemie erhielt, hat in seinen Studien diese Tatsache wissenschaftlich belegt. Jeder der sich weiter damit beschäftigen möchte, sei daher dieser Name genannt.

Dieses Eisenmolekül ist das beste, durch Biophotonen belebte Eisen was in der Natur vorkommt. Wir möchten dies sehr deutlich sagen, vor allem jenen die den Mythos Eisen noch immer glauben und meinen, bestes Eisen bekomme man aus dem Fleisch toter Tiere!

Sandra Hillawi, Doktor der Physik, hat ihre Karriere aufgegeben um sich der Natürlichen Heilmethode zu verschreiben. Sie ist eine ausgesprochene Kennerin von Pflanzen und Gräsern und hat sich ihren Titel am „College of Herbs and Natural Healing“ erarbeitet. Sie praktiziert in Gosport, Hampshire und leitet ein Detoxifikations- und Relaxationsretreat in der Normandie mit Namen Château Bellenau.

In ihrer intensiven Arbeit mit kranken Menschen hat sie durch Behandlungen mit frisch ausgepressten Säften aus Obst und Gemüse, sowie aus stark chlorophyllhaltigen Gräsern und Blättern, folgende wichtige Aussage machen können:

"Periods of one to three days or more on juices alone and no solid foods is therefore the fastest way to facilitate detoxification."

Warum ist dies so? Logischerweise nutzt der Körper jede freie Zeit, sich nicht um die Verdauung kümmern zu müssen, sondern seine Energie auf das Reinigen der Zellen und Organe zu leiten. Innerhalb von drei Tagen wird dieser Prozeß ermöglicht, abgeschlossen kann er zwar nicht werden, aber ein solcher Anfang ist der beste Weg zur wirklichen Heilung.

Diese Heilung findet demnach auch bei heutigen scheinbar schwierigeren Krankheiten wie Rheuma, Parkinson, Gicht, Arteriosklerose oder Krebs statt.

Nicht zu vergessen: Morbus Crohn, welches von den Ärzten überwiegend falsch behandelt wird: Cortison ist eine Gefährdung des gesamten Organismus. Zudem wird von Ärzten empfohlen kein Obst oder so wenig wie möglich davon zu essen! Keine unabhängige Studie rechtfertigt diese Anordnung! Morbus Crohn, läßt sich ähnlich wie ulcerose Colitis **gänzlich** durch frische Gemüse-, Obst,- und Gräsersäfte heilen![29]

Dr. med. Ursula Kaestner hat mit Heilerde, also naturreinem Löß, (an der Sonne getrocknet und dann verabreicht), nachweisliche Heilungen erzielen können hinsichtlich des Morbus Crohn. Der Hämo-Cult-Test war nur noch in geringem Maße positiv.[30]

Frau Barbara Simonsohn, die mehrere Bücher über verschiedene Obstsorten, darunter Papaya, verfasst hat, überzeugt in ihrem Buch *"Gerstengrassaft"* mit folgenden Aussagen:

-*„Chlorophyllhaltige Grünsäfte wie Gerstengrassaft regenerieren durch ihre Fülle an Enzymen Darmflora, Verdauungsorgane und hormonproduzierendes Drüsensystem[...]Die Enzymkomplexe im Chlorophyll wirken entzündungshemmend. [...] Im Gerstengras vorhandene Enzyme [...] können Krebs verhindern und auch heilen. [...]Grassäfte sind voller*

[29] Siehe: Paul Nison, der sich von ulcerativer Colitis gänzlich heilte!
[30] Vgl.: Konz, Franz: *Der Große Gesundheits-Konz.* S. 1266.

Enzyme und verbessern das Blutbild."[31].

Wir sehen, wie stark Enzyme in ihrem stärksten und natürlichsten Zustand wirken können. Es wird eine große Gesundheitsrevolution ermöglichen, wenn der Mensch diese Heilkräfte wieder für sich entdeckt, und zwar nicht in Pillen oder Dragée-Form, sonder von der Natur in den Mund!

2.3. Frische Säfte als zellverfügbare Flüssigkeit

Wir möchten in diesem Teil des Buches besonders all jenen Menschen danken, die den schwierigen Weg des Pioniers gegangen sind und die Idee des Entsaftens populärer gemacht haben. Wir sprechen hier von Menschen wie Norman W. Walker und Jay Kordich.
Was hat es auf sich mit diesen Säften? Und warum sind sie so gesund für den menschlichen Organismus?

---

[31] Simonsohn: "Gerstengrassaft" S.19

Frische Säfte sind frei von allen Bestandteilen der üblichen „festen" Nahrung und sind hochaktivierte, biogene, (sogenannnte native) Energielieferanten auf allen Ebenen. Das heißt jedoch keineswegs, daß feste, frische Obst- oder Gemüsenahrung weniger gut sei! Nein, niemals! Sie ist gesund, denn sie liefert genau jene festen Substanzen wie Faserstoffe, die den Darm reinfegen und den Stuhl geschmeidig halten, schädliche Substanzen anziehen und aus dem Körper befördern.
Als Heilungsmöglichkeit sind dagegen frische Säfte unübertroffen.
Die benötigte Verdauungszeit ist sehr viel geringer. Sie werden merken, wenn Sie 1 bis 1,5 Liter frisch ausgepressten Saft getrunken haben. Der Körper reinigt sich damit und behält die Stoffe wie Vitamine, Mineralien, das strukturierte Wasser, sowie Enzyme und andere Spurenelemente für sich.
Es erleichtert auch die Verdauung von Stoffen, die zwar nicht direkt notwendig für den gesunden Körper sind, wie Grassäfte, da wir jedoch als oftmals kranke Menschen durchs Leben wandeln, besteht die Notwendigkeit solche Gräser als Säfte zu uns zu nehmen. Sie heilen uns auf eine sehr intensive Art und

Weise. Essen würden wir sie eher nicht, diese Gräser, da wir viele Gräserarten nicht aufspalten können und daher nicht geeignet wären. Wir sind ja auch keine Grasfresser.

Doch wir legen unsere Hand ins Feuer, daß selbst unsere Urahnen und die Menschenaffen bereits Gras *gekaut* haben und den Saft genüsslich hinunterschluckten, wenn sie instinktiv nach Heilung gesucht haben!

Norman Walker war diesem Sinne ein beachtenswerter Pionier.

Säfte so sagt er, sind *„[...] zur schnellen Ernährung der Zellen und Gewebe, Drüsen, Organe und aller Körperteile [...]“* enorm hilfreich.

Es ist sehr amüsant zu sehen, wie die Menschen die Stirn runzeln, wenn wir Besuch habe, und sie uns beim Entsaften skeptisch über die Schulter schauen. Kopfschüttelnd, irritiert und doch interessiert, beäugen sie die vielen verschiedenen Mixturen, die ich intuitiv zusammenstelle.

Es kann vorkommen, daß wir (frische) rote Beete, mit Karotten, Orangen, Pfirsichen, Äpfeln, grünem Kopfsalat und üblichem Gras in den Entsafter gebe.

Frische Säfte haben eine sehr hohe biogene Wirkung, wenn man sie sofort nach dem Entsaften trinkt. Das Wasser ist hochstrukturiert. Das Wissen über strukturiertes Wasser hat seit einigen Jahren eine sehr interessante Entwicklung mitgemacht.

Was ist denn strukturiertes Wasser?

Strukturiertes Wasser ist ein Wasser mit hohem Zetapotential, welches auf energetischer Ebene eine aufbauende, harmonische geometrische Struktur aufweist. *Dr. Masaru Emoto* haben wir den wissenschaftlichen Beweis zu verdanken, da er es ermöglichte, diese Strukturen bildlich nachzuweisen und ebenso die Wirkung von Symbolen, Worten oder nur vereinzelten Stoffen auf Wasser zu übertragen und zu sehen, wie sich die Struktur ändert.

Strukturiertes Wasser hat eine Botschaft, eine aufbauende Information für die Zelle.

Dieses Wasser ist sozusagen „zellverfügbar“ geworden, da die Zelle sich in dieser atomaren Schwingung kohärent dazu verhält und harmonisch interagiert. Dieses Wasser ist ional und kann vom Körperkomplex aufgenommen werden. Das meiste Wasser wie zum Beispiel normales Leitungswasser schädigt die Zellen, da die Mineralien anorganisch und nicht zellverfügbar sind. Außerdem ist die Information des Wassers durchaus unharmonisch und trägt keine generierende Information in sich!

Chloe Faith Wordsworth schreibt in ihrem Aufsatz *"Water crystals evidence HR*[32] *coherence"*[33] daß sogar Musik von Bach oder Beethoven diese kristalline Struktur des Wassers nachweislich optimiert habe.

Am Dallas Institute schrieb Gail Thomas, Ph. Dr. in seinem Aufsatz: *„The Mysteries of Water In Every Drop of Water Dwells a Deity* [34]*"* daß er überzeugt sei, in diesem Wasser eine Art Bewußtsein selbst gefunden zu haben. Diese Interaktion zwischen dem Betrachter und dem Wasser, und die Reaktion

---

[32] Anm. der Autoren: HR steht für „holographic repattering"

[33] http://www.holographic.org/news/newsaug01/newsletter.html

[34] http://www.dallasinstitute.org

des Wassers auf Worte des Betrachters und die dadurch entstandenen komplett veränderten Zustände und geometrischen Gegebenheiten, haben ihn dazu veranlasst die Grenze zwischen Subjekt und Objekt aufzuheben.

Um hier an unserem eigentlichen Thema anzuschließen: Wenn wir lebendige Nahrung zu uns nehmen, deren Biophotonenaktivität hoch ist und sich noch „Struktur" darin befindet, (immerhin bestehen die meisten Obstsorten aus mehr als 80% Wasser), dann nehmen wir diese heilenden Strukturen zu uns, genauso wie auch die enzymatisch aktiven Bestandteile. Der Körper benötigt nicht viel Nahrung, wenn man ihm richtig strukturierte Nahrung gibt.

Wenn unsere Nahrung also lebendig ist, wie Ph. Dr. Thomas sagen würde, wenn die Nahrung Bewußtsein hat, oder er behauptet *"I want to suggest that water is the soul elixir of life",* dann besitzen alle Obst- und Gemüsesorten diese heilende, aktivierende Art des Strukturierenden in allem was ist. Sobald wir Obst oder Gemüse kochen, verliert es seine

Lebendigkeit, will heißen, verliert es seine Struktur, seine aktive geometrische Information. Man meditiere über dieses Wort „In-formation“: In eine Formation bringen! Was ist Formation? Geo-metrie.[35]

Wir haben bereits von Prof. Dr. Popp gesprochen. In dieser Hinsicht, so glauben wir, kann man sagen, daß er ein neues Paradigma auch nun wissenschaftlich bestätigt. Energieemission oder -ausstrahlung ist grundlegend in Nahrung, die den Körper und seine Energieträger aufbaut und vitalisiert. Ein biologisches System ist ein **offenes System** und daher kann es gegen das Zweite Gesetz der Thermodynamik verstoßen, welches propagiert, daß Ordnung immer nur in ein entropisches Verhalten übergehen kann, sich jedoch niemals wieder restrukturieren kann. Es ist praktisch wie auch theoretisch erwiesen, daß Popp Recht behält und ein offenes

[35] Für Interessierte sei hier die Internetseite von Dr. Masaru Emoto angegeben: http://www.masaru-emoto.net

System sich regenerieren und aus chaotischen Zuständen Ordnung und Kohärenz entstehen kann. Dr. Popp und Yu Yan haben 2001 am *"International Institute of Biophysics and University of Kirn"* in einem Artikel über die Biolumineszenz biologischer Systeme und über ultraschwache Emissionen geschrieben.[36]

Es wird auch in dieser Richtung immer neuere und phantastische Entdeckungen geben, wenn der Geist frei und uneingeschränkt ohne einengendes Indoktrinieren wirken kann. Menschen wie Emoto, Popp, Reich und andere sind in diesem Sinne sehr wertvoll für eine offene Neue Physik.

[36] Popp und Yu Yan: *„Delayed Luminescence of Biological Systems in Terms of Coherent States"* in: Physics Letters A, 293 (1-2) (2002) pp, 93-97

3. Aminosäuren als Bausteine des Lebens

3.1. Aminosäuren und Eiweiß

Aminosäuren, nicht Eiweiß sind die direkten Bausteine des Lebens die uns in Obst, Gemüse, Nüssen, Samen und Keimlingen zur Verfügung stehen. Seitdem der Mythos Ei und Eiweiß in Fleisch oder Fisch oder sonstigen tierischen Produkten als nicht wissenschaftlich haltbar deklariert werden kann, sind die Aminosäuren in den Mittelpunkt gerückt.
Es gibt eine Menge an Aminosäuren, jedoch nur **12 wesentliche Aminosäuren**, die dem Körper zugeführt werden müssen! Alle anderen nämlich kann er selbst produzieren, wenn diese 12 elementaren Aminosäuren als Grundbausteine vorhanden sind.
Folgende müssen zugeführt werden: Leuzin, Isoleuzin, Lysin, Methionin, Valin, Phenylalanin, Threonin, Thryptophan, Arginin, Histidin.
Hier eine Aufstellung von Aminosäuren die der Körper herstellen kann:

Alanin, Asparaginsäure, Zystein, Glutaminsäure, Prolin, Hydroxyprolin, (Glycin), Serin, Tyrosin.

Der Körper weiß, wann er welche Aminosäuren benötigt. Es hat also keinen Zweck, diese in fertiger Form in den Körper zu „schütten".
Berühmt wurden die sogenannten Eiweißallergien. Auch Christian Opitz hat bereits sehr detailliert diese Krankheit erklärt und analysiert und es ist stimmig, daß solche Krankheiten nur dann auftreten, wenn der Mensch in der Tat bereits aufgebautes, tierisches Eiweiß in den Körper aufnimmt. Bei Menschen, die kategorisch kein tierisches Eiweiß zu sich nehmen, sondern sich der Körper sein Eiweiß in ausreichender Form bildet, sind solche Krankheiten unbekannt. Dies ist eine Frage der biologischen Wertigkeit des Proteins, die allerdings nur durch eigene, vom Körper zusammengesetzte Eiweiße durch pflanzliche Bausteine erreicht werden kann. Einer der Autoren dieses Buches kann aus eigener Erfahrung sagen, wie allergische Reaktionen der Haut zurückgehen und verschwinden wenn jede Form von tierischem

Eiweiß (in seinem Falle damals Milch) vermieden wird.
Außerdem hat die Zufuhr von ganzem Eiweiß (tierische Produkte, Tofu) oder auch nichtessentiellen Aminosäuren oft zur Folge, daß die Bakterien des Darms die Produktion eben dieser Art von Aminosäuren einstellt oder gestört wird. Dieses Ungleichgewicht ist eine Grundlage einer degenerierten Darmflora.
Das Fehlen von Aminosäuren insgesamt führt zu einer schnellen Degeneration mehrerer Organe im menschlichen Organismus worüber auch der iranische Forscher und Wasserspezialist Batmanghelidj spricht.
Patrick Flanagan, eine Koryphäe auf dem Gebiet der energetischen Erforschung von Microcluster und selbst Rohkostveganer, hat herausgefunden, daß sich der Hautwiderstand nach 3 Minuten, nachdem „rohe“ Aminosäuren eingenommen worden sind, um das 10-fache verändert! Die Resonanzfrequenz der Haut (und des Menschen als ganzheitliches Subjekt) zeigt auf, wie sensibel ein

Körper auf Nahrung oder „Nicht-nahrung" reagiert.[37]

3.2. Mutierte Aminosäuren und Maillard-Moleküle

Mutierte Aminosäuren, also gekochte und anderweitig veränderte Aminosäuren haben eine gänzlich andere Wirkungsweise im menschlichen Organismus als solche die eine hohe Biophotonenstrahlung besitzen und biogen[38] und nativ sind. Sie werden durch ihre verlorene Wertigkeit nicht als Aminosäuren erkannt und der Körper lagert sie im Bindegewebe oder anderen Stellen des Körpers ein (Knorpel, Drüsen,Organe).
Sogenannte mutierte Molekülverbindungen lassen sich nicht nur in Aminosäureform im Organismus auffinden, wenn gekochte oder andere denaturierte Kost in den Körper gelangt, sondern stellen insgesamt ein

[37] Begich, Nick: Auf den Spuren einer neuen Alchemie. Über die phantastischen Erfindungen des Patrick Flanagan. S. 30.
[38] In der ayurvedischen Wissenschaft würde man den Begriff "sattvisch" verwenden.

Phänomen dar, welches in der Forschung noch nicht zu genüge bekannt geworden ist. Dies liegt wohl letztendlich auch daran, daß es Kräfte gibt, die diesen Veröffentlichungen entgegenwirken.

In einer Studie mit dem Titel:

„Maillard molecules and heterocyclic amines: realistically assessing the risks" wird die Frage aufgeworfen, ob mutagene Maillard-Moleküle und kanzerogene Moleküle auf einer gleichen Grundlage aufzufinden sind oder sogar in einer Ableitungsreihe stehen.

Alle diese Auswertungen sind sind keine repräsentierbaren Studien. Diese Studien arbeiten unter anderem mit Tieren (was ethisch ohnehin zu verwerfen ist) und nicht mit Menschen, und betrachten keineswegs die langfristigen Auswirkungen von Maillard-Molekülen. Wie wir wissen sind die Organismen von Frugivoren und Kanrnivoren grundlegend verschieden.

Letztendlich kann man alle diese Studien auf einen Nenner bringen:

"In summary, despite implicit assumptions to the contrary by many raw/vegan diet advo-

cates, healthy omnivore/faunivore diets do in fact exist."[39]

Dies ist nicht nur unwahr, sondern auch eine Zumutung für alle respektablen Forscher, die unabhängig arbeiten und ihre Tantiemen nicht von Industriekonzernen beziehen.

Hier die dazugehörige wichtige Information, daß es sich hier um bewußte Manipulation handelt und keine unabhängige Forschung betrieben wurde: Frau Kerin O´Dea zum Beispiel, von der das letztgenannte Zitat stammt, hat Pharmakologie und Biochemie studiert. In Deutschland war sie auch tätig. Und für wen? Bayer![40]

Nun zurück zu den wirklichen Forschungsergebnissen über Maillard-Moleküle:

Die Veränderung von Molekülen wird auch Glykisierung genannt. Produkte die dieser Veränderung (meist durch Hitze oder Strahlung) unterliegen, werden *„advanced flycation endproducts"* genannt.

---

[39] Health status of the Aborigines of Australia: O'Dea [1991]

[40] http://www.aihw.gov.au/conferences/ah04/speakers_kerin_odea.html

Es ist durchaus der Fall, daß diese Veränderungen nicht nur bei langlebigen Proteinen vorkommen, sondern auch bei Peptiden, Lipiden und Nukleinsäuren!
Verstärkt sind solche Moleküle bei Krankheiten wie Alzheimer, Diabetes mellitus, Urämie, Morbus Crohn und Arteriosklerose (Adernverkalkung) vorhanden!
Nun, was passiert denn genau?
Die Glykisierung zeigt die Verzuckerung des Hämoglobins an. Da das Hämoglobin Sauerstoff bindet, ist dies von größter Wichtigkeit und tragischer Reichweite wenn dieses glykisiert.
Diese „glykisierten“ Moleküle oder auch Zellen müssten vom Körper schnellstens entsorgt werden. Ein Körper, der jedoch gekochte Nahrung und auch zusätzlich Fleisch, Fisch und andere tierischen Bestandteile „ertragen“ muß, ist außerstande ein ausreichendes Detox einzuleiten.
So verschlackt der Körper und die späteren kanzerogenen Folgen sind beschlossen.

4. Berühmtheiten des ethischen und vernünftigen Handelns

4.1. Eine philosophische Ansicht des Vegetarismus

Wir möchten in diesem Kapitel auf die jahrtausende alte Handhabung der vegetarischen Ernährung verweisen. Es erscheint so, als wären die meisten Fleischesser der Behauptung unterlegen, der Vegetarismus sei eine in Mode gekommene Zeiterscheinung und sei bald wieder in der Versenkung verschwunden. Zumindest, wenn sie es nicht denken, dann wünschen sie es sich, denn vegetarisch lebende Menschen sind stets ein wandelnder Spiegel dessen und ein Hinweis darauf, wie vitales und freudvolles Leben möglich ist und wie der Fleischesser sich dazu konträr verhält.
Wenn wir uns die Geschichte der Menschheit ansehen und jene wichtigen Gegebenheiten darin näher analysieren, muß man unweigerlich darauf zu sprechen kommen, wer denn diese Menschen waren, die entweder neue,

förderliche Erfindungen ins Leben gerufen haben, die heute als Philosophen oder weise Männer/Frauen bekannt geworden sind, deren Stimmen in der Welt gehört worden sind und das Antlitz der Erde auf jeden Fall in deutlichem Maße geprägt haben.
Wir werden in diesem Kapitel Frauen und Männer kennenlernen, die uns mehr oder weniger bekannt sind, allerdings werden auch bestimmt einige zur Sprache kommen, denen man eine fleischlose Kost nicht zugetraut oder die man mit dieser Thematik nicht in Verbindung gebracht hätte. Ein Philosoph des 19. Jahrhunderts mit Namen Arthur Schopenhauer, dessen westliche (!) Philosophie auf Ideen der *indischen* Lebens- und Weltanschauung[41] beruht, hat gesagt, daß für die Tiere das Leben auf dieser Welt die Hölle sein muss und ihre Teufel seien die Menschen.[42]

---

[41] Siehe dazu auch die Schrift: Schwantje, Magnus: *Schopenhauer und die Tiere*. Kantonaler Tierschutzverein, 1940.
[42] Siehe dazu: Stollberg, Jochen: *"Das Tier, das du jetzt tötest, bist du selbst...": Arthur Schopenhauer und Indien*. Begleitbuch zur Ausstellung anläßlich der Buchmesse 2006. Vittorio Klostermann Verlag, 2006.

Es kommt nicht von ungefähr, daß seine Haltung gegenüber Tieren der indischen Position sehr nahe kommt.[43] In diesem Sinne wird uns der Satz des früheren römisch-katholischen Oberhauptes mit Namen Johannes Paul II. aus einer Rede vor Biologen aus dem Jahre 1985 entsetzen:

„Es ist gewiss, daß Tiere zum Nutzen des Menschen geschaffen wurden; das heisst, daß sie auch für Experimente benutzt werden können."

Es erscheint in keinster Weise plausibel, daß ein religiöses Oberhaupt solche unvernünftigen und verantwortungslosen Behauptungen als Rechtfertigung in die Welt hinaus posaunt. Gerade eben Menschen, denen eine Vorbildfunktion zukommt, haben die absolute Integritätspflicht, sich an eine grundlegende Maxime des Menschseins zu halten.

---

[43] Rühl, Matthias: *Schopenhauers existentielle Metaphern im Kontext seiner Philosophie.* LIT Verlag Berlin-Hamburg-Münster, 2001, S.119f.

Diese sehr grundlegende Haltung ist durch die oft zitierte und auch in der psychologischen Pädagogik benutzten Maxime des Denkers Immanuel Kant (1724-1804) begründet, die hier wörtlich genannt sein soll:

„Handle nur nach derjenigen Maxime, durch die du zugleich wollen kannst, daß sie ein allgemeines Gesetz werde." - "Handle so, als ob die Maxime Deiner Handlung durch Deinen Willen zum allgemeinen Naturgesetz werden sollte"[44]

Diese schnörkellose und präzise Grundregel, die jeder vernünftige Mensch vertreten kann, ist in den meisten Köpfen noch immer einem persönlichen Genussempfinden untergeordnet. Vielleicht ist sie in der Theorie anerkannt, jedoch in der Praxis wird es nicht umgesetzt. Diese Diskrepanz zeichnet die heuchlerische Position unserer gesamten sogenannten „zivilisierten“ Gesellschaft aus.

---

[44] Kant, Immanuel: Grundlegung zur Metaphysik der Sitten, Akademie-Ausgabe Kant Werke IV, S. 421.

Es ist noch ein weiter Weg, wenn nicht das simpelste Moralgesetz eingehalten werden kann.

Eine der emanzipiertesten Frauen des vorletzten Jahrhunderts, mit Namen Aurore Dupin, besser bekannt als **George Sand**, hat zu diesem Thema Stellung bezogen:

„Es wird ein grosser Fortschritt in der Entwicklung unserer Rasse [Anm. der Autoren: sie meint ´des Menschengeschlechts´] sein, wenn wir Früchteesser werden und die Fleischesser von der Erde verschwinden. Alles wird möglich auf unserem Planeten von dem Augenblick an, wo wir die blutigen Fleischmahle und den Krieg überwinden."

Es scheint vielen Denkern der Zusammenhang zwischen Fleischverzehr und Krieg sowie grundlegend Aggressivität und Selbstbezogenheit, eingeleuchtet haben. Leo Tolstoi, der für seine humane Lebensweise, seine schöpferischen Fähigkeiten als Autor bekannt wurde, unterstützt diese Idee:

„Solange es Schlachthäuser gibt, wird es auch Schlachtfelder geben."

Diese Interdependenz von Krieg und Ausbeutung zwischen den Menschen untereinander finden wir auch beim Kampf zwischen Mensch und Tier. Weiter sagt Tolstoi:

„Vom Tiermord zum Menschenmord ist nur ein Schritt und damit auch von der Tierquälerei zur Menschenquälerei."

Ist es da ein Zufall, daß die USA die unangefochtene Nummer 1 der weltweiten Fleischproduktion ist und zudem nicht mehr vor Menschenquälerei zurückschrecken, wie sich uns seit 2004 das Beispiel Guantanamos beschämenderweise in unser Gedächtnis eingebrannt hat.

Diese Hybris, von Gott den Auftrag erhalten zu haben (nach einem Zitat von George W. Bush), muß auch die erste Todsünde „superbia"- also Hochmut, die notwendige und logische Folge sein, wenn gleichzeitig

Menschen gequält werden und damit gegen das Menschenrecht verstoßen wird.

Wie war der Satz des Herrn Kant noch mal?

Gerade das Bewußtsein unserer selbst und unserer Fähigkeiten, sowie die Erkenntnis, daß wir in unserem Leben bewußt entscheiden können, was wir tun oder nicht tun, ist ein ausschlaggebendes Moment unseres Daseins. Gerade dadurch kommt uns die Verantwortung zu, so zu handeln, daß wir niemandem Schaden zufügen, vor allem dann nicht, wenn es sich um bloßen Luxus und Genuss handelt. Aristoteles beschreibt den Menschen so:

„Wie der Mensch in seiner Vollendung das edelste aller Geschöpfe ist, so ist er, losgerissen von Gesetz und Recht, das schlimmste von allen."[45]

[45] Aristoteles: *Werke: [v.] Bd. 1-8. Schriften zur praktischen Philosophie. 1856. J. B.* Metzler, 1856 Notizen: v. 6.Original von Harvard University. Digitalisiert am 13. Febr. 2008. S. 358.

Dieses Gesetz und dieses Recht, welches unser **Naturgesetz** sein sollte und wir mit Verantwortung tragen müssten, gipfelt in der allgemeinen Hybris des Menschen, oft als Krone der Schöpfung dargestellt, das Gesetz nach unserer Vorstellung eines bequemen Lebens zu gestalten und das Recht als unser Recht Leben zu rauben, zu mißbrauchen. Auch **Cicero** hat sich mit dieser Tatsache befasst und schreibt aus der Perspektive des Tiers über die Notwendigkeit eines gründlichen Überdenkens unserer Handlungen hinsichtlich des Verbrechens an den Tieren:

„Ich bitte dich nicht, mich zu verschonen, wenn du in Not bist, sondern nur, wenn du frevelhafte Begierde hast. Töte mich, um zu überleben, aber morde mich nicht, um besser zu essen!“[46]

Und sind wir mal ganz ehrlich! Auf wen trifft in den zivilisierten Ländern noch diese Not zu? Auf niemanden. Richtig.

---

[46] Dierauer, Urs: *Tier und Mensch im Denken der Antike.* Verlag Grüner, 1977. S. 288.

Es ist klar, daß der Verzicht auf Fleisch nicht nur ein Zeichen für höher entwickeltes Bewußtsein ist, das sich durch Vernunft und auf moralischem Verzicht begründet. Ebenso stärkt es die integre Persönlichkeit und verhilft zu einem vitaleren Leben voller Kreativität und Kraft. Leonardo da Vinci, u.a. bekannt als Erfinder, virtuoser Zeichner und Denker, erkannte bereits in jungen Jahren das Verbrechen gegenüber den Tieren und verzichtete auf Fleischverzehr und es scheint ihm eine gewisse Aura schöpferischen Schaffens ermöglicht zu haben.

Noch heute werden seine Bilder und Zeichnungen wie Kronjuwelen behandelt und geschätzt.

Vielleicht geht es auch einfach um die Frage, ob wir tatsächlich als „Krone der Schöpfung“ so weit oberhalb der Tiere stehen (T.S. Ley, ein besonders kluger Theologe sagte einmal: *„Der Mensch, als Krone der Schöpfung, ist zu ihrer Dornenkrone geworden“*), daß diese uns zur absoluten Verfügung stehen können (wie Papst Johannes Paul II fand), um sie zu töten, und nach Belieben für Medizinnutzung zu quälen. Man möge von Charles Darwin halten, was man will, aber er bringt es auf den Punkt:

„Die Tiere empfinden wie der Mensch, Freude und Schmerz, Glück und Unglück.“[47]

Und selbst wenn dem nicht so wäre, man müsse, wenn man im Zweifel verharren würde, immer von diesem Falle ausgehen daß Tiere seelische Empfindungen haben (was sie natürlich ohne Zweifel haben), denn rein philosophisch müsse man immer jenes Recht auf Leben zuordnen, das ermöglicht, den empfindsamsten Fall mit Respekt und Ehre zu begegnen. Dies wäre: Das Tier lebt und fühlt. Nichts rechtfertigt, diese Wesen zu quälen. Der Philosoph Karlheinz Deschner sagt hierzu diese Worte:

„Wer Tiere isst, steht unter dem Tier.“

Angelehnt an Kants Maxime fanden wir noch folgenden Satz von Deschner:

---

[47] Darwin, Charles; Wille, Bruno: *Darwins Weltanschauung von ihm selbst dargestellt.* Veröffentlicht von E. Salzer, 1906. Original von University of California Digitalisiert am 12. März 2008. S. 127.

„Verdient eine Menschheit, die Trilliarden Tiere tötet, nicht eben das, was sie dem Tier antut?"

Nach Kants Maxime müsste der Menschheit nämlich genau das zustoßen, was sie anderen Wesen antut. In diesem Sinne müssten auch sie schlachtreif und fett in dunklen, viel zu engen Metallkäfigen ohne Schlafmöglichkeiten, ohne Wärme auf ihr baldiges gefühllos gestaltetes Ende warten. Es wäre nur gerecht.

Thomas Edison, der uns eigentlich *nur* als Erfinder der Glühbirne bekannt ist, tatsächlich aber mehr als 2000 (!) Patente angemeldet hat, meint 1910 in Prag hinsichtlich der Leistungsfähigkeit durch vegetarische Kost:

„Ich bin sowohl Vegetarier als auch leidenschaftlicher Antialkoholiker, weil ich so besseren Gebrauch von meinem Gehirn machen kann"

Es ist auch wissenschaftlich verifizierbar, daß Vegetarier bedeutend gesünder sind und keineswegs solche pathologischen Degenerationssymptome aufweisen wie Fleischesser.

Es ist ein Zeichen unserer niederen Gesinnung als Gemeinschaft des Menschseins, wenn wir glauben uns erlauben zu können, andere Geschöpfe zu töten, für Forschungszwecke unnötig zu quälen und sie bei lebendigem Leibe ausbluten zu lassen.

Wenn man liest, daß der Katechismus der katholischen Kirche, 1993, Nr. 2418 wie folgt lautet[48]:
„Man darf Tieren nicht die Liebe zuwenden, die einzig Menschen gebührt." **dann haben wir als Menschheit versagt.**

48 Baranzke, Heike: *Würde der Kreatur? die Idee der Würde im Horizont der Bioethik.* Königshausen & Neumann, 2002. S. 120f.

Wenn ein Bundesverfassungsgericht dem Schächturteil seinen Segen *„zum Tod durch Verbluten gibt“*, und dieses dann als *„humanes Schlachten“* betitelt**, dann haben wir als Menschheit versagt.**[49]

Wenn in Jagdzeitschriften folgende Sätze stehen:
„Gemuckt, gezuckt, gezittert oder ein Reh, das auf das im Geiste gemurmelte Kommando "stillgestanden" mit Befehlsverweigerung reagiert, und schon geht die Kugel an der Wirbelsäule vorbei ...“[50]
dann haben wir als Menschheit versagt.

Einzig und alleine ein Satz fällt mir hierzu ein: „Die Größe und den moralischen Fortschritt einer Nation kann man daran messen, wie sie die Tiere behandelt.“

Mahatma Gandhi

[49] Es gibt keine humanes Schlachten, genauso wenig, wie es eine humane Kriegsführung gibt.
[50] *Jagdzeitschrift Wild und Hund, 2001*

4.2. Vom gesunden, vernünftigen Menschen zum Schlächter

Wir lassen als Auftakt dieses Teils des vierten Kapitels den römischen Philosophen und Dichter Ovid auftreten, der bereits vor unserer christlichen Zeitrechnung wichtige Erkenntnisse zur Ernährung des Menschen lieferte. Er schreibt:
„Das Zeitalter welches wir das Goldene benannt haben, war gesegnet mit den Früchten der Bäume und mit den Kräutern, welche die Erde hervorbringt, und der Mund der Menschen wurde nicht mit Blut befleckt. Damals bewegten die Vögel ihre Schwingen sicher in den Lüften, und der Hase durchstreifte das freie Feld ohne Furcht. Damals wurde der Fisch nicht das arglose Opfer des Menschen. Jeder Ort war ohne Verrat; keine Ungerechtigkeit herrschte - alles war von Friede erfüllt. In späteren Zeitaltern schmähte und verachtete ein Unheilstifter diese reine einfache Nahrung und versenkte in seinen gefrässigen Wanst Speisen, die von Leichnamen herrühren. Damit öffnete er zugleich der Schlechtigkeit den Weg."

Ist dies ein altes Wissen? Oder eine Vision? Oder auch nur eine Projektion des Wunschdenkens? Wir wissen es nicht. Dennoch: Diese Worte sollen uns an etwas erinnern und uns ermahnen, unser Denken und Tun zu hinterfragen, den Sinn zu erkennen und ihn im Alltag umzusetzen. Nur allzu tief ist die Kluft zwischen Wissen und Tun.
Wir haben im vorigen Unterkapitel gesehen, welche philosophischen Gedanken mit vegetarischer Ernährung verknüpft sind. Dieser Teil, den Sie gerade lesen, behandelt die große Vision eines harmlosen Miteinanders und die Möglichkeit, wie seit Jahrtausenden ein so lebender Mensch, körperlich, geistig und seelisch gereinigt und sich in geistige Gefilde hochschwingen kann.
Der griechische Philosoph und Mathematiker Pythagoras vertrat im 6. Jh. v. Chr. bereits eine Weltanschauung, die der Reinkarnationslehre des Buddhismus sehr nahe kam:

„Alles, was der Mensch den Tieren antut, kommt auf den Menschen wieder zurück."

Diese Kausalkette beginnt mit der Tätigkeit des Mordens und Schädigens eines anderen

Lebens. Dies ist kein unbekannter Leitsatz. Ist dies eine normale Entwicklung? Vom göttlichen Geschöpf, über jenes, das nicht mehr weiß, was es ist und anderen Wesen ihr Leben raubt, zum verachtenswerten Wesen ohne Moral?
Wie kann dies geschehen sein? Haben wir in unserer Entwicklung unser innerstes Sein vergessen?
Es kann sehr wohl sein, daß der Mensch seinen Bezug zu seinem Innersten verloren hat und sich orientierungslos durch ein ihm scheinbar gefährlich gewordenes Leben durchwühlen, durchhacken und durchtöten muß. Allerdings fragt man sich: Ist dies real notwendig? Ist es eine Notwendigkeit, so zu handeln?

Wir haben unser Wesen vergessen. Verloren haben wir die Kräfte der Seele und die Erkenntnis des Zusammenlebens in Harmonie mit uns selbst, unserer Familie und der Familie aller Geschöpfe, die uns treu in die Augen blicken.

Ein bulgarischer Weisheitslehrer und –denker mit Namen Omraam Mikhael Aivanhov hat sich auf diese Realität hinter dem Sichtbaren besonnen und erkannt, wie wir mit dem Alldasein in Einklang sein können:

> *„Die Nahrung ist ein Liebesbrief, den uns der Schöpfer schreibt und den wir entziffern müssen. Meiner Ansicht nach ist er die mächtigste und vielsagendste Botschaft, denn sie sagt: "Man liebt euch ..., man schenkt euch Kraft und Leben."*[51]

Dies sind die Früchte und Samen, die uns gegeben wurden, um uns zu ernähren und einen von Krankheit verschonten „Körper-Geist-Seele-Komplex" aufbauen und aufrecht erhalten zu können. Es liegt eine tiefe Weisheit in den Worten Aivanhovs, der erkannt hat, welcher Samen Nahrung eigentlich in sich trägt und was sie ist. Sie ist eine Botschaft des göttlichen Funkens, ein Rätsel des Tao, eine Energiemanifestation aus der schöpferischen Nullpunktenergie. Warum nehmen wir anderen Wesen ihr Leben, um unseren Genuss zu fröhnen, wenn wir selbst diesem

---

[51] Aivanhov, Omraam Mikhael: *Yoga der Ernährung.* Prosveta Verlag, 1984. S.40.

Wesen das Leben nicht mehr zurückbringen können?
Wir wissen: Es besteht keine Not, die uns dazu zwingt, anderen das Lebensprinzip auszulöschen.
Und steht nicht schon in den zehn Geboten:
„Du sollst nicht töten!“[52]

Und trotzdem hat die katholische Kirche nicht wenig damit zu tun, unsere Geschwister und Mitgeschöpfe im Tierreich als Untertanen anzusehen. Wir haben vergessen, daß die Tiere moralisch auf ein und derselben Ebene stehen wie wir Menschen und wir sie auch so behandeln sollen. Deshalb sagt der Schriftsteller George Bernard Shaw, Nobelpreisträger des Jahres 1950:

„Tiere sind meine Freunde, und ich esse meine Freunde nicht!“

Nicht einmal diesen Schluß können die vom Verbrecherdunst vernebelten Geister erkennen und versuchen stotternd und ausweichend Gründe zu finden, die ihr vernunft-

---

[52]In: Das Zweite Buch Moses (Exodus) 20,13

loses Handeln rechtfertigen sollen. Sodann wird man den Standpunkt vielleicht einmal erkennen können, wie es der französische Philosoph der Aufklärung Voltaire bezeichnet:

„Kann es denn aber etwas Abscheulicheres geben, als sich beständig von Leichenfleisch zu ernähren?“

Hinter dieser Art des Verdrängens liegt eine gravierende psychologische Eigenschwäche, die der Mensch sich anerzogen hat: Was man nicht sehen will, das schaut man nicht an, und schon ist es weg. Ist dies ein Zeichen dafür, was man allgemein die Blüte der Schöpfung nennt? Der Mensch hat ein Bewußtsein, kann denken, kann über seine Handlungen reflektieren.
Kann er das? Ja, vielleicht, aber die meisten machen keinen Gebrauch davon. Wer würde denn das Pferd schlachten, von dem er ein Stück essen will? Und wer würde es roh und bluttriefend warm verzehren?
Christian Morgenstern, ein deutscher Philosoph brachte dies auf den Punkt:

„Wenn der moderne Mensch die Tiere, deren er sich als Nahrung bedient, selbst töten müsste, würde die Anzahl der Pflanzenesser ins Ungemessene steigen."[53]

Aber der Mensch ist ein feiges Tier. Sein Bewußtsein nutzt er um sich und die Realität zu verleugnen.
Tiere sind unsere Freunde und Brüder im Dasein. Sie fühlen und erfreuen sich ihres Lebens wie Sie und ich. Sollen sie uns unterliegen, nur weil wir nicht denken?

All dies haben wir verneint, ignoriert und zeigen damit, wie wenig Gefühl wir für andere Lebewesen in uns tragen, wie wenig unsere Liebe über das hinausgeht, was wir selbst sind.

Überlassen wir jedoch zum Abschluß dem bedeutenden Schriftsteller und Denker Leo Tolstoi das Wort:

---

[53] Siehe in: Werke und Briefe: Aphorismen. Herausgegeben von Reinhardt Habel, Christian Morgenstern, Reinhardt Habel, Maurice Cureau. Verlag Urachhaus, 1987

„Vom Tiermord zum Menschenmord ist es nur ein Schritt."

4.3. Die Wirklichkeit des Tiermords

Dieser Teil des Buches soll die Diversität der Möglichkeit des Schädigens behandeln und Ideen aufzeigen, die die Aufmerksamkeit und das Bewußtsein schärfen sollen.

Es geht nicht nur um die Tatsache, daß Tiere gegessen werden, und wir in unserem Buch bereits die Nichtnotwendigkeit zu genüge dargestellt haben, Fleisch nicht zur Nahrung hinzuzuzählen, sondern auch darum, daß Tiere gerade deshalb gemästet und „produziert" werden, um dem Weltmarkt des Genusses zu genügen.

Es ist unangebracht die heuchlerische Meinung zu vertreten, Pelzträger zu verurteilen, wenn man selbst jedoch zu jeder günstigen Gelegenheit einem Stück Fleisch auf dem Teller fröhnt.

Die meisten Menschen würden wohl kein Fleisch essen, wenn sie dafür selbst zum Schlächter werden müssten. Im Supermarkt finden wir das Fleisch sauber und clean in der Fleischtheke oder in Plastik verpackt. Nichts erinnert mehr an die blutige Tötung des Tieres und an die Angst dieses Wesens, die damit verbunden war. Die Menschen sollen ja nicht mit diesen Tatsachen konfrontiert werden. Doch man macht sich zum Mittäter! Man tötet das Tier nicht selbst, aber wenn keine Nachfrage bestünde, gäbe es auch keine Massenschlachtungen mehr. Im Hinduismus würde man gar von karmischer Tat sprechen. Wir schließen uns dieser Idee an.
Um dies zu verdeutlichen, sei hier ein Zitat aus John Robbins Buch angeführt. Ein Arbeiter auf einer Nutztierversteigerung, namens George Kennedy, antwortete auf die Frage hin, ob er sich hinsichtlich des Tierleidens Gedanken machen würde:
„Also, Sie wollen schließlich Fleisch haben, und dies ist der einzige Weg, wie Sie es bekommen können. In unserer Branche gibt es keinen

Platz für die ´Sei- nett-zu-Tieren`- Einstellung. Es gibt nämlich Arbeit, die getan werden muss, und das ist alles."[54]

Diese Aussage beschreibt sehr gut, wie das inhumane Verhalten in der Praxis aussieht. Überhaupt wird heute gerne von einer „humanen Schlachtung" gesprochen. So kann man sein Gewissen leicht beruhigen, man redet sich ein, die Tiere würden von ihrer Tötung kaum etwas mitbekommen. Wie soll denn so etwas möglich sein?

[54] Robbins, John: *Ernährung für ein neues Jahrtausend.* S. 99.

Der abscheuliche Weg in den unnötigen Tod

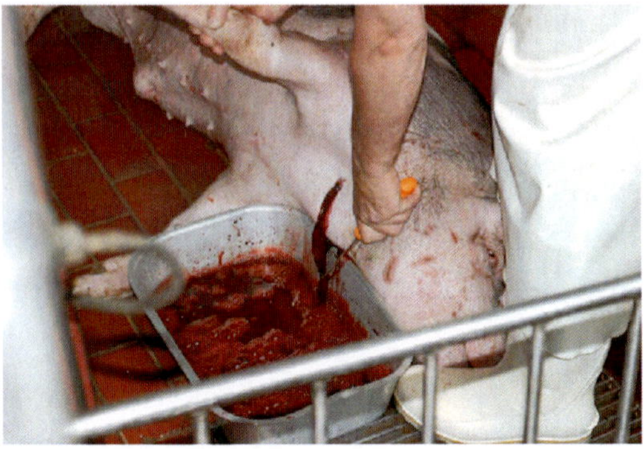

Dem Schwein wird hier bei vollem Bewußtsein die Kehle aufgeschlitzt. Das ist durchaus üblich. Auch in Bio-haltung!

Stell dir vor, Du wirst in einem engen Transporter mit vielen anderen Artgenossen zusammengepfärcht und nach einer langen Fahrt zum Schlachthof gebracht. Die Angst ist spürbar, deine eigene und die der anderen.

Du stehst mit den anderen in einer Bucht, zwischen Gitter und Mauer und siehst, wie neben dir deine Artgenossen aufgehängt sind und ausbluten, oder schon „verarbeitet“ werden. Dann wirst du selbst an einer Stahlkette aufgehängt und man sticht dir in die Kehle. Durch den Blutverlust, den das noch lebende Herz aus dem Körper pumpt, stirbst du schließlich. Manchmal wird das Tier nicht einmal aufgehängt, dann dauert es länger bis es tot ist.

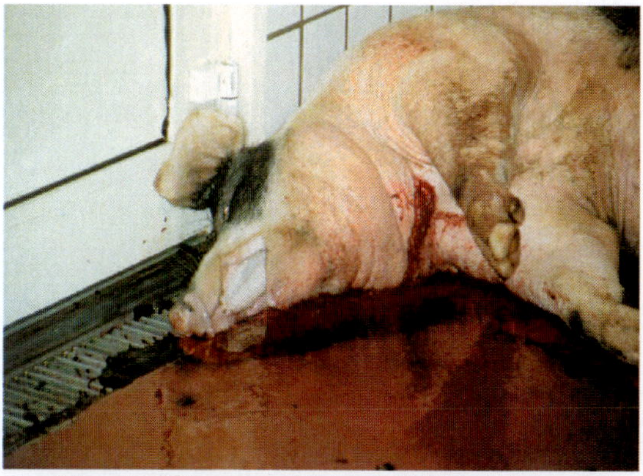

Das Schwein läßt man ausbluten. Oft lebt es dann noch.
Dies ist ein Photo aus einem BIO-schlachthaus !

Das alles klingt, wie aus einem Horrorfilm, doch es ist für Millionen von Schweinen tagtäglich Wirklichkeit. Dies ist auf der Homepage von Dirk Gießelmann[55] nachzulesen, der diese Erfahrungen in einem Schlachthaus hautnah miterlebte.

---

[55] Siehe: www.soylent-network.com

Durch Photos ist belegt, daß die Tiere, kurz bevor man sie ausbluten läßt, noch bei Bewußtsein sind, auch wenn sie mit Gas oder Elektrizität betäubt werden.
Und dann reden manche Menschen von einem „humanen Sterben“!
Humane Schlachtung gibt es ebenso wenig, wie einen „humanen“ Krieg (so hat sich Rumsfeld, Bushs Handlanger, 2004 geäußert)!
G. A Ulmer sagt:
„Ob man human mit Schlachtung überhaupt auf einen Nenner bringen kann, ist fraglich, denn human bedeutet Mitgefühl, Sympathie und Achtsamkeit gegenüber anderen Menschen und Geschöpfen.“[56]

Durch das Schlachten wird die Lebensdauer dieser Tiere von 10 bis 12 Jahren auf 4 bis 6 Monate verkürzt.[57]
Und dabei ist es nicht mal ein schönes Leben.
Säue funktionieren als Gebärmaschinen, sie liegen in engen Käfigen in denen sie sich nicht einmal umdrehen können.
Ihre Ferkel werden ihnen so bald wie möglich weggenommen. Sind es Weibchen, droht

---

[56] Ulmer, G.A.: *Ernährung mit Vernunft.* S. 161
[57] Ebenda, S. 162.

ihnen das gleiche Schicksal wie ihrer Mutter; sind es Männchen dann werden sie erstmal ohne Betäubung (weil das viel zu teuer ist) kastriert, und nach einem kurzen Leben zum Schlachthof gebracht. Viele Schweine fügen sich aus Langeweile, Streß und Kummer selbst Wunden zu.

Wußtest du, daß Schweine sehr intelligente Tiere sind und dem Menschen sehr nahe stehen? Ein Schwein hat einen höheren I.Q. als ein Hund und ist auf dem gleichen geistigen Niveau wie ein 3 Jahre altes Menschenkind!
Dies ist nur der Leidensweg der Schweine, das Leben und Sterben von Kühen und Hühnern ist genauso traurig und unfassbar.
Hühner werden bei lebendigem Leibe mit den Füßen in eine Schiene gehängt und dann kopfüber in ein Wasserbad das unter elektrischer Spannung steht, befördert, um sie zu betäuben. Manchmal ist dieser Schritt nicht vorhanden. Der nächste „Prozedurschritt“ ist jedoch bei allen gleich: Kopfüber hängend wird den Hühnern der Kopf mechanisch abgesäbelt, was ihn jedoch oftmals nicht gänzlich vom Körper trennt, wie hier auf dem Bild:

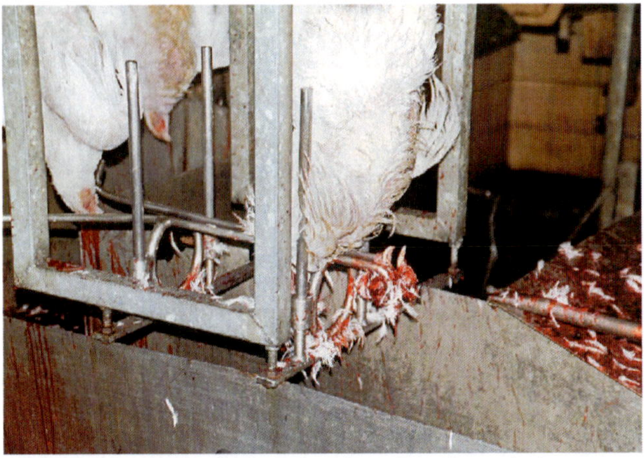

Dem Huhn wurde der Kopf nicht ganz abgeschnitten. Eine Höllenqual für diese sensiblen Tiere.

Die Idee, daß ein Tier keinen Schmerz empfindet, heutzutage sehr verbreitet. Man scheint zu glauben, daß es sich um Objekte oder Maschinen handelt. Zumindest, wenn es um „Nutztiere" geht. Dem eigenen Hund, der Katze, dem Meerschweinchen oder dem Pferd werden natürlich Gefühle zugeteilt. **Das ist auch in Biohaltung der Fall !**

Dennoch: Jedes Tier empfindet Schmerz. Sag mir wo ist der Unterschied? Wer bestimmt das?

In anderen Kulturen werden die Hunde gegessen und die Kuh wird als besonderes Tier

angesehen. Da regt man sich natürlich auf! *„Das geht doch nicht! Abscheulich, wie kann man nur einen Hund essen?!“* Es müßte heißen: *„Wie kann man überhaupt ein Tier essen?“*
Sind die Kuh, das Schwein und das Huhn weniger entwickelte Tiere? Nein. Und nehmen deshalb keinen Schmerz wahr? Doch.
Aber man blendet wohl lieber sein Mitgefühl diesen Tieren gegenüber aus, weil es einfacher ist.
Robbins zitiert hierzu Richard Serjant in *´The Spectrum of Pain´*:
"Jegliches Beweismaterial unterstützt die Behauptung, daß die höheren säugenden Wirbeltiere über eine mindestens ebenso ausgeprägte Schmerzempfindung verfügen wie wir selbst. Abgesehen von der Komplexität der Großhirne (die nicht direkt Schmerzen empfindet), ist ihr Nervensystem fast identisch mit unserem, so wie auch ihre Reaktionen auf Schmerz bemerkenswert ähnlich sind…“ [58]

---

[58] Robbins, John: *Ernährung für ein neues Jahrtausend.* S. 31.

Logos der Perversion

Eine bodenlose Geschmacklosigkeit, die uns im Alltag immer wieder auffällt, sind die Logos mit denen Metzgereien und andere Firmen, die etwas mit dem Fleischhandel zu tun haben, werben. Das sind meistens verniedlichte süße Schweine oder Kühe, die glücklich grinsen, sich den Bauch reiben oder die Zunge herausstrecken, weil ihnen scheinbar das Wasser im Mund zusammenläuft! Der Höhepunkt ist, wenn sie noch eine alberne Kochmütze tragen. Frei nach dem Motto*: „ Ich bin so lecker, daß ich mich am liebsten selbst kochen würde, oder wenigstens meinen Freund und Artgenossen!“*

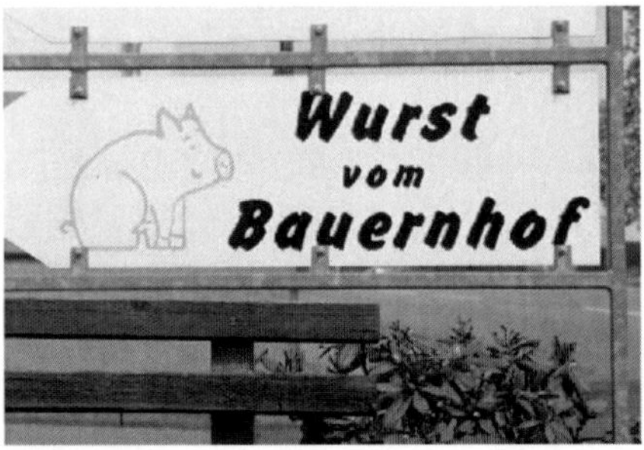

Das Lachen bleibt einem sprichwörtlich im Halse stecken, oder? Den Leuten soll gezeigt werden, daß es sich um glückliche Tiere handelt, die nur darauf warten von uns geschlachtet zu werden. Womöglich soll es sogar soweit gehen, daß das einzige Lebensziel eines sogenannten Nutztieres (dieser Begriff an sich ist schon pervers) darin besteht, von Fleisch essenden Menschen geschlachtet und verzehrt zu werden.

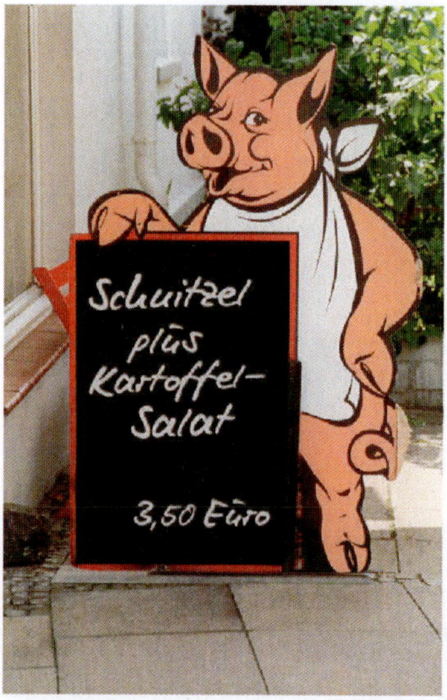

Dies gehört genauso zur grotesken Verschönerung der Wahrheit, wie die clean wirkenden Plastikverpackungen. Wir möchten Ihr Bewußtsein für diese Verschleierung schärfen, versuchen Sie weiter zu sehen!
Wir fragen uns, wie Menschen überhaupt annehmen können, daß das Fleisch von Tieren, die nur dahinvegetieren und Kummer sowie Schmerzen haben, gesund sein könnte. Allein wegen der vielen Krankheiten sind diese Tiere so geschwächt, dass das Fleisch ungenießbar

ist. Doch dann werden sie auch noch vollgepumpt mit Antibiotika und Hormonen.

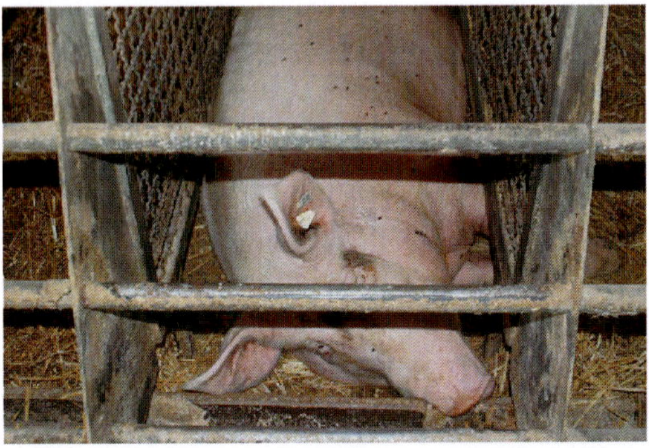

Der Käfig ist viel zu eng. Die meisten Schweine liegen 24 Stunden in einem solchen Käfig und sehen nie das Tageslicht.

Schon alleine das ist neben den Argumenten, die in diesem Buch bereits genannt wurden, nicht zu verstehen. Man möchte doch sonst in unserer Gesellschaft alles so sauber und desinfiziert haben. Und wenn man sich Bilder von Tieren in der Großviehhaltung ansieht, kann man neben tiefer Trauer nur Ekel hinsichtlich des menschlichen Handelns empfinden. Diesen Tieren ist jede Würde, die sie einst besaßen, genommen worden. Und trotzdem ißt der Mensch Fleisch, das den Weg durch Terror, Apathie, Selbstverstümmelung und oftmals Blutarmut, gegangen ist und das in seinem eigenen Blut erstickt und in Lachen aus Blut liegen muß, bevor es endlich stirbt. Das ist nicht so clean, wie es später in der Auslage liegt.

Größer als die Trauer beim Betrachten von heruntergekommenen, sich selbst verstümmelnden Geschöpfen dieser Erde ist der Ekel und die Abscheu gegenüber den Menschen, die das als Job ausführen und denjenigen, die dies zulassen und fördern. Und daran ist jeder Fleischkonsument beteiligt.

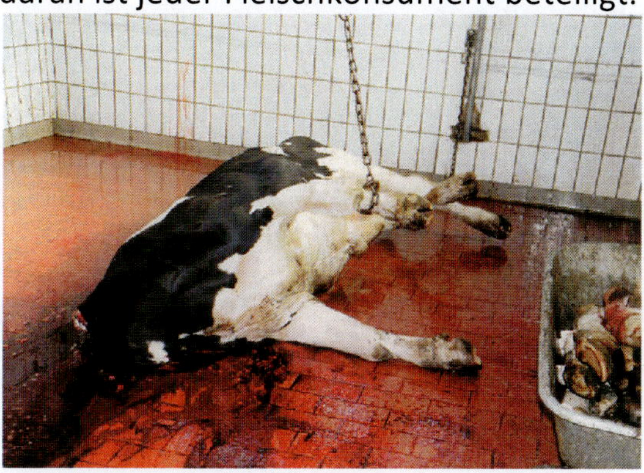

Der Kuh wurde der Kopf abgetrennt. Dies ist ein üblicher Vorgang !!

Wenn Ihnen das was Sie hier lesen nahe geht und es Ihnen weh tut, dann steigen Sie aus dem Teufelskreis aus, und hören Sie auf Fleisch zu essen! Wir haben die Bilder nicht erfunden, wir dokumentieren bloß.
Sie können, wie wir alle etwas verändern.

4.4. Verzicht als Zeichen einer integren Persönlichkeit

In der heutigen westlichen, zivilisierten Gesellschaft sind alle Blicke auf eine Maximierung von Lust, Genuss, Bequemlichkeit und „Laissez-faire" gerichtet. So werden Tugenden wie bewußter Verzicht auf etwas, kritisch beäugt und kopfschüttelnd abgelehnt, und jene Menschen für verrückt erklärt, wenn ohne vom Arzt determinierte Notwendigkeit, Verzicht geübt wird.

Verzicht auf bestimmte Lebensmittel, im bewußten Wissen über die Wirkung von bestimmter Nahrung oder „Nicht-nahrung", wird stets assoziiert mit Krankheit oder der Not-

wendigkeit nur dann zu verzichten, wenn ärztlich verordnet.
Der Punkt ist folgender: Wenn ein Arzt Ihnen bereits sagen muß, daß Sie auf etwas verzichten müssen, dann ist es meist schon ein fortgeschrittens, degeneratives Stadium. Allerdings werden diese dann meist kombiniert mit allopathischen Medikamenten, die den Körper noch weiter schädigen. Ein Teufelskreis entsteht unweigerlich. Diese Medizin hat noch niemanden geheilt, sondern nur Symptome unterdrückt!
Der Verzicht ist ohnehin meist zu gering um eine physiologische Regeneration zu ermöglichen. Da der Mensch dies nur auf der Basis der Notwendigkeit im Falle einer Krankheit als wichtig und richtig erkennt, wird das Bewußtsein für Körper und Geist niemals geschult.
Freiwilliger Verzicht hat nichts mit Selbstkasteiung oder Sektentum zu tun. Dies wird allerdings heute oft als Grundlage gesehen, da das tiefere Verständnis für eine solche Handlung fehlt.

In seiner Schrift *„Außerordentliche geistige Gesundheit - Alte Vorstellungen und neuere*

Forschungen", stellt Roger N. Walsh fest, daß Verzicht verknüpft wird mit *„Bilder des Asketentums, der Aufopferung und vom Aufgeben jeglicher Freude"*.

Das Bewußtsein für den Körper und das Wissen, wann körperliche Beweggründe sich schon vor einer materiellen Ausformung manifestieren und im Geiste der Impuls gegeben ist, die Intelligenz des Körpers zu achten und dem Gesetz der Natur zu folgen resultiert darin, daß wir die Selbstreinigung des Körpers unterstützen und damit immer wissen wann wir „fasten" müssen oder sonstwie auf das feinkörperliche Bewußtsein eingehen müssen.

Wie oft hören wir: *„Dann hast du ja überhaupt kein Genussempfinden mehr"* oder *„Ich würde nicht einfach so auf Genuss verzichten."*

Nun darauf gibt es verschiedene Antworten und ebensolche Aspekte zu beleuchten: Durch die vegane Rohkosternährung werden die Papillen der Zunge und das gesamte olfaktorische und sensorische Empfinden sehr stark gereinigt und empfänglicher für subtile

Geschmacksrichtungen, so daß eine Mango oder eine Ananas als wahre Offenbarung gelten kann. Dies ist eine *religio*, eine „Rückbindung" an die wirklichen Genüsse. Die synthetischen Genüsse, die zusätzlich mit Natriumchlorid und Geschmacksverstärker versetzt werden, treiben den Körper unmerklich in ein süchtiges Verhalten und sind keine wahren Genüsse. Dies fühlt man erst später, wenn der Körper durch diese aufpeitschenden, falschen Genüsse krank geworden ist. Dann aber ist es meistens schon zu spät für eine Umkehr oder aber sehr schwierig und zudem mühsam.

Wäre es ein tatsächlicher Genuss, dann würde die Anhäufung zu immer mehr Genuss führen, aber das Gegenteil ist der Fall: Es führt zu Degeneration.

Walsh schreibt:
„Der Verzicht kann als ein Aufgeben der Abhängigkeit von sinnlichen Freuden angesehen werden [...]".
Man kann nun sagen: Ich und abhängig? Von wegen!

Nun, wir können Ihnen aus eigener Erfahrung sagen, daß man tiefer in der addiktiven Genusswelt verwurzelt ist, als man glaubt.
Wenn Sie **eine** dieser **Fragen verneinen müssen**, dann sind Sie auf dem besten Wege in die Nahrungssucht:

-Ich kann Salat ohne Dressing, Öl oder Essig essen.
-Ich kann drei Monate (neben der Nahrung) nur Wasser als Getränk zu mir nehmen
-Ich kann einen Monat ohne Brot und Körnernahrung bequem leben

Nun, wie stehts mit Ihrer Abhängigkeit?

Es ist eine Frage des Wissens aber auch eine Frage des Glaubens. Beides zusammen sind Teile einer möglichen Lebensweise, die ein Leben offenbart, welches gefestigt ist und Orientierungslosigkeit ein wahres Fremdwort ist.
Grundsätzlich ist das Wissen über Ernährung und Alternativen zur üblichen Nahrungsgesinnung durchaus ein Fels in der Brandung des allgemeinen Lebens. Sicherlich lernt man

jeden Tag hinzu, aber nie wird Ihr Weg so erschüttert, als an jenem Zeitpunkt im Leben eines Menschen, wo das Wissen im Bewußtsein verankert wird, dass man mit naturgegebener Nahrung mehr als nur überleben kann.
Die andere Seite, der Glaube, bezeichnen wir als Teil einer Weltanschauung, welche auch immer es ist. Diese Festigung in einer Gedankenlehre, in einer Art des Sehens und des Verstehens, ermöglicht einen tiefen Frieden im Menschen, zu jeder Zeit und wo immer man sich aufhält. Dies kann Taoismus, Hinduismus, Buddhismus oder ein anderer Weg sein, solange es den Menschen im Herzen erfreut und gekochte, denaturierte Nahrung nicht zur Religion wird oder in dieser Weltauffassung Tiere als minderwertig gelten. Man sieht eben genau dies leider allzu oft.

In allen wirklichen Religionen oder Weltanschauungen ist freiwilliger Verzicht und Disziplin ein Zeichen innerer Weisheit und Erkenntnis des eigenen Standpunkts auf der Erde und der Art und Weise, wie man in dieser Welt hier und heute wirken kann.

Nahrung ist das einzige, was wir bewusst ändern, steuern und qualitativ als auch quantitativ variieren können. Aus diesem Grund kann es Fluch oder Segen des Menschen sein.

Es liegt in der Eigenverantwortung eines jeden.

APPENDIX #1: Reinigungstees

Organe	Deutsch	Latein	Französich
Leber : Montag	Rhabarber-wurzel Löwenzahnw urzrel	Rheum rhabarbarum taraxacum officinalis	Racine de rhu-barbe Racine de pis-senlit
Nieren : Dienstag	Birkenblätter Hauhächel-wurzel Wiesengeis-bartblüten	Carpinus Filipendula ulmaria	Feuille de bou-leau Racine de Fleur de
Darm : Mittwoch	Anissamen Fenchelsa-men Kümelsamen Pfefferminze		Semence d'anis Semence de fenouil Semence de cumin Menthe
Blutreini-gung : (Herbstmis-chung) Donnerstag	Kalmuswur-zel Walnussblät-ter Augentrost-blätter	Rhizoma Ca-lami Juglandis fo-lium Euphrasia of-ficinalis	Racine de Feuille de noix (noyer) Feuille de
Lungen : Freitag	Schlüssel-blume Griechischer Alant Süßholz	primula veris « Inula Hele-nium »	primevère
Abführtee : Samstag	Sennes-blätter	Folia Sennae	

Wurmtee : Täglich abends	Wermutkraut Thymian Beifuss	artemisia absinthium thymus vulgaris artemisia vulgaris	Thym Armoise

APPENDIX #2: Internetseiten

http://www.soylent-network.com

http://www.themeatrix.com
Eine tolle modern gestaltete Seite über die Wahrheit des Fleisches

http://www.rohmachtfroh.de/Rohkost___Instincto/Burger_uber_Konz/burger_uber_konz.html

http://www.foodrevolution.org/ ist
John Robbins Internetseite!

http://milksucks.com/osteo.html

http://www.thetruthseeker.co.uk/

http://www.peta.de/info/fakten/dfsveg06.html

http://www.detoxyourworld.com

http://www.shazzie.com
Die Seite der wundervollen Shazzie aus England

http://www.davidwolfe.com
Die Seite des Pioniers der Sonnenernährung

http://www.treeoflife.nu/
Die Seite von Gabriel Cousens

http://www.rawguru.com
Die Seite von Alex Walinsky (Danke für die Newsletterpräsentation, Alex)

http://www.rawlife.com
Die Site von Paul Nison

http://www.rawrestaurant.com
Das Rohkost-Restaurant des Starrohkostzubereiters Juliano

http://www.rawfood.com
Die Site von David Wolfe und seiner Truppe

http://www.fredericpatenaude.com/ die Site von Frederic Patenaude

APPENDIX #3: Ein großes Dankeschön...

Ein großes Dankeschön geht an:
Unsere Eltern

Unser Respekt und unsere Dankeskraft an die unvergleichliche Sharon Holdstock, bekannt als „Shazzie“, die uns inspirierte und sich überraschenderweise bereit erklärte mit viel Liebe unser Vorwort zu schreiben und uns ein Photo zu überlassen.

„A big hug“ für Patrick Thill, dem wir eine professionelle Übersetzung des Vorwortes von Shazzie verdanken. Danke für Deine zusätzliche kompetente Stellungnahme.

Vielen Dank an Dirk Gießelmann für die schnelle Bereitschaft, uns Photos über die heutige grausame Tiermißhandlung und –Tötung zu überlassen.[59]

---

[59] http://www.soylent-network.com

Ein Dank an Dr. Christiane Turmes, ihr Wissen über Homöopathie und ihren Mut diesen Weg zu beschreiten. Mögest Du in Frieden das Engel-dasein führen, das Du immer wolltest.

Ein Dank an alle Pioniere der Menschennahrung in all ihren Facetten: Dr. Kulvinskas, dessen Buch *Leben und Überleben. Kursbuch ins 21. Jahrhundert* Pascals erstes Buch über radikale Heil-Ernährung war und das ihm die Augen öffnete; des weiteren Dr. Norman Walker, Dr. Ann Wigmore, und vor allem Dr. med. rev. Gabriel Cousens, Franz Konz und David Wolfe.

APPENDIX #4: Die Autoren

Pascal Debra, 1978 in Luxemburg geboren, studierte Philosophie (speziell wissenschaftstheoretische Ansätze), Literaturwissenschaften und Linguistik an der Universität Trier und erwarb dort den Magister Artium Abschluß. Interessiert sich seit früher Jugend für verschiedene ethisch-vertretbare Ernährungsweisen und Weltanschauungen. Befasst sich eingehend mit dem Zen-Buddhismus und dem Taoismus. Lebt von Geburt an vegetarisch. Er ist Verfasser von Gedichten, Romanen und Dramen [„Horizontenstille“ (2001), „Gesammelte Schriften 1993-2002 Band 1“ (2004)] diesem Ernährungsbuch sowie “Das kleine Handbuch des Grüntees -Heilwirkung und Kultur aus den Gärten der Welt.” (2007)]. Beschäftigt sich mit wissenschaftstheoretischen Ansätzen in der Philosophie und arbeitet mit Mindmapping und Mnemotechniken.War Schüler in der Kunst des nordindischen Sitarspiels und lernt chinesische GuQin. Seine letzten schriftliche

Werke sind der Gedichtband "Aszendent Äonenfalter", der im Spätsommer 2007 publiziert wurde, sowie der Roman "Der Schachspieler", der im Frühjahr 2009 als Einzelausgabe veröffentlicht wurde.

Paul Kremer, 1981 geboren in Belgien, aufgewachsen in Luxemburg, studierte in Brüssel am Institut Libre Marie Haps Psychopädagogik und Psychomotrizität.
Langjähriger Didgeridooexperte und Teeliebhaber. Hat in seiner Jugend im Familienbetrieb gekellnert und kennt sich aus im Métier der Hotelküche. Seit 2002 Vegetarier, experimentiert mit verschiedenen veganen, rohköstlerischen und anderen fleischlosen Ernährungrichtungen und der Wirkung auf körperlicher, sowie geistig-spiritueller Ebene.

Diane Linden, geboren 1981 in Luxemburg, diplomierte Künstlerin, studiert an der Universität Trier Kunstgeschichte, Ägyptologie und Archäologie. Vegetarierin, experimentiert seit 1998 mit verschiedenen veganen, rohköstlerischen und anderen fleischlosen Ennährungrichtungen. Interessiert und engagiert sich für die ethische Grundlage der Ernährung und unterstützt PeTA und ähnliche Organisationen.

Bibliographie

Aivanhov, Omraam Mikhael: *Yoga der Ernährung.* Prosveta Verlag, 1984.

Alberi, M.J.: *Vitamin B12 synthesis by human small intestinal bacteria.* Nature 1980.

Aristoteles: *Werke: [v.] Bd. 1-8. Schriften zur praktischen Philosophie. 1856. J. B.* Metzler, 1856 otizen: v. 6.Original von Harvard University. Digitalisiert am 13. Febr. 2008. S. 358.

Baltzer, Eduard: *Vegetarianismus und Aesthetik. Vortrag auf der Wolkenburg in Cöln am 7. Juni 1876.* Als: Internet-Version, Norbert Moch, www.NorbertMoch.de

Baranzke, Heike: *Würde der Kreatur? die Idee der Würde im Horizont der Bioethik.* Königshausen & Neumann, 2002.

Begich, Nick: Auf den Spuren einer neuen Alchemie. Über die phantastischen Erfindungen des Patrick Flanagan. Omega Verlag, 1997.

Biesalski, H.K. et al: *Ernährungsmedizin.* Thieme-Verlag, Stuttgart 1995.

Breyvogel, Wilfried: *Eine Einführung in Jugendkulturen: Veganismus und Tattoos.* VS Verlag, 2005.

Brockhaus. Die Enzyklopädie. Bibliographisches Institut & F. A. Brockhaus AG, 2004.

Chavkin. Nathan: *Mensch und Tier. Der "sogenannte" Tiermord, Schlachthausgedanken, die Ausbreitung des Vegetarismus.* Verlag Josef Schönfeld, München, 1918. als: Internet-Version, Norbert Moch, www.NorbertMoch.de

Cousens, Dr. med. rev. Gabriel: *Ganzheitliche Ernährung und ihre spirituelle Dimension.* Ed. Sternenprinz. 1986.

Cuvier, George : *discours sur les révolutions de la surface du globe, et sur des changements qu´elles ont produits dans le rège animal. Troisième édition francaise, 1825* in:
http://www.mala.bc.ca/~johnstoi/cuvier-f.htm

Darwin, Charles; Wille, Bruno: *Darwins Weltanschauung von ihm selbst dargestellt.* Veröffentlicht von E. Salzer, 1906. Original von University of California Digitalisiert am 12. März 2008.

Dierauer, Urs: *Tier und Mensch im Denken der Antike.* Verlag Grüner, 1977.

De Leo-Schulte, Sigrid: *Lern- und Verhaltensstörungen sind essbar!: Hilfe für ihr Kind bei Hyperaktivität, Gewalt, Schulversagen, Adipositas, Allergien U.a* Iris Kater Verlag&MedienGmbH, 2006.

Densmore, Dr. med. Emmet: *Der wissenschaftliche Beweis* in:
http://www.tierversuchsgegner.org/Gesundheit/densmore.html

Densmore, Dr. med. Emmet: *How Nature Cures* (Stillman & Co, New York, 1892)

Elmadfa, I., Leitzmann C. : *Ernährung des Menschen.* Ulmer Verlag, Stuttgart 1990

Evers, Joseph: *Grundlagenforschung in: Warum Evers-Diät?* (1. Auflage 1967) Heidelberg: Karl F. Haug Verlag, 11. Auflage 1989.

Evers, Joseph: *Die Evers-diät: Chancen bei MS, Diabetes und anderen Stoffwechsel-erkrankungen*. Georg Thieme Verlag, 2002.
Faller, Adolf: *Der Körper des Menschen* bearb. von Michael Schünke Thieme Verlag.

Fine, Edward J., and Soria, Emilio: *Myths about Vitamin B12 Deficiency.* Southern Medical Journal, 1991;84:1475-1481

Guggenbichler, J.P.; Follrich, B.; Jurenitsch, Ch. Franz, J.: *Einsatz von Antibiotika in der Nutztierhaltung. Ersatz durch saure Oligogalakturonide.* Antibiotika Monitor tom XX, 5/6, 93-101 (2004).

Hartigs, Georg-Ludwig: *Lehrbuch für Jäger,* 6 Aufl., Verlag von J. Neumann, Neudamm

Hebbelinck Prof. Dr. Dr. h.c. Marcel: *Vegetarische Ernährung, körperliche Tätigkeit und sportliche Leistung,* in: EVU News, Ausgabe 2 / 1996

Herbert, Victor: *Vitamin-B12: plant sources, requirements, and assay.* J. Am. Clin. Nutr. 1988;48:852-858

Howell, Edward: *Enzyme Nutrition.* Avery Publishing, Wayne, NJ, 1985.

Howell, Edward: *Enzymes and longevitiy* 1991 University of Natural Healing, Inc.

IAHP Consensus Statement on Vitamin B12. International Association of Hygienic Physicians, c/o Attorney Mark A. Huberman, 204 Stambough Building, Youngstown, Ohio 44503, USA

Jaskowski, Friedrich: *Philosophie des Vegetarismus. Eine philosophische Grundlegung und eine philosophische Betrachtung des Vegetarismus und seiner Probleme in Natur, Ethik, Religion und Kunst.* Berlin, 1912. als: Internet-Version, Norbert Moch, www.NorbertMoch.de

Kant, Immanuel; Akademie der Wissenschaften der DDR: *Kant's gesammelte Schriften.* Walter de Gruyter, 1974

Kieffer, Felix: *Wie Eisen und andere Spurenelemente die menschliche Gesundheit beeinflussen: Eine Neubeurteilung alter Erfahrungen,* 1993; nach einem Vortrag gehalten zur 104. Jahresversammlung der Schweiz. Gesellschaft für Lebensmittel- und Umweltchemie vom 11. September 1992 in Les Diablerets.

Knödl, Christine; Fredriksson-Ahomaa, Maria; Stolle, Andreas: *Nachweis von pathogenen Yersinia enterocolitica in Lebensmitteln mittels eines kombinierten Verfahrens auskulturellen Methoden und der PCR.*

Konz, Franz: *Der Große Gesundheits-Konz,* 7. Großauflage, Universitas Verlag, 2003.

Kroiss, Thomas: *Heilung statt Pillen.* Herbig-Verlag, München. 1999.

Kühnau, J: "*Die Ernährung des gesunden und kranken Menschen",* herausgegeben von Cremer. Wiesbaden-Berlin 1959, B. Behres Verlag.

Kulvinskas, Viktoras: *Leben und Überleben. Kursbuch ins 21. Jahrhundert.* 7. Auflage, F. Hirthammer Verlag.

Leitzmann, Carl und Michel, P. : *Alternative Kostformen aus ernährungsphysiologischer Sicht,* Akt. Ernährungsmedizin 18 (1993) S. 6

Leitzmann, Claus; Keller, Markus; Hahn, Andreas: *Vegetarismus: Grundlagen, Vorteile, Risiken.* C.H.Beck, 2001

McCay. Dr. Clive: *Life Span of Rats,* Arch. Biochem., Vol. 2, 1943.

McDougall. Dr. John_ *The McDougall Program for Women,* 2000

Moeser, Dr. med. H. : *Die gesundheitliche Bedeutung des Vegetarismus.* Buchdruckerei Eduard Roether, Darmstadt. Als: Internet-Version, Norbert Moch, www.NorbertMoch.de

Opitz, Christian: *Kompaktwissen Ernährung und Gesundheit.* 6 Audiocassetten im Set. Hanz-Nietsch-Verlag.

Osborn, T.: *Amino Acids in Nutrition and Growth,* in Journal of Biological Chemistry, 17:325,1914.

Oski, Frank: *Don't Drink Your Milk! : New Frightening Medical Facts about the World's Most Overrated Nutrient, Teach Services, REV.*

Popp, Fritz-Albert: *Die Botschaft der Nahrung* , Verlag ZweitausenDeins 1999.

Popp, Fritz-Albert und Yu Yan*: „Delayed Luminescence of Biological Systems in Terms of Coherent States"* in: Physics Letters A, 293 (1-2) (2002) pp, 93-97.

Popp, Fritz-Albert: *Biophotonen - Neue Horizonte in der Medizin: Von den Grundlagen zur Biophotonik.* Haug; Auflage: 3.,vollst. überarb. u. erw. A. 2006.

Present Knowledge in Nutrition. International Life Science Institute Nutrition Foundation, Washington, D.C. 1990

Prygotzki, Oliver: *Säugling verstarb bei Ernährung mit Tomatensaft und Wasser*, in:

http://www.bfgev.de/nl/baby.html

Robbins, John: *Ernährung für ein neues Jahrtausend.* 6. Auflage 2004. Hans-Nietsch-Verlag, 1995.

Rottka, Prof. Dr. H., *Association Between Body Iron Stores and the Risk of Acute Myocardial Infarction in Men* (Circulation. 1998;97:1461-1466.)

Rottka, H. und Thefeld, W.: *Gesundheit und vegetarische Ernährungsweise,* Institut für Sozialmedizin und Epidemiologie des Bundesgesundheitsamtes Berlin, Akt. Ernährungsmedizin 9 (1984) S. 210f und: *Berliner Vegetarier-Studie. Zweite Mitteilung, Anthropometrische und biochemische Messdaten im Vergleich zu Nichtvegetariern,* Aktuelle Ernährungsmedizin 14 (1989) S. 32-39.

Rühl, Matthias: *Schopenhauers existentielle Metaphern im Kontext seiner Philosophie.*LIT Verlag Berlin-Hamburg-Münster, 2001, S.119f.

Schatalova, Galina: *Wir fressen uns zu Tode.* Goldmann Verlag, 2002.

Schoetensack, Otto: *Der Unterkiefer des Homo Heidelbergensis, aus den Sanden von Mauer bei Heidelberg. Ein Beitrag zur Paläontologie des Menschen.* Leipzig 1908, Verlag von W. Engelmann.

Schwantje, Magnus: *Schopenhauer und die Tiere*. Kantonaler Tierschutzverein, 1940.
Stollberg, Jochen: *"Das Tier, das du jetzt tötest, bist du selbst...": Arthur Schopenhauer und Indien.* Begleitbuch zur Ausstellung anläßlich der Buchmesse 2006
Vittorio Klostermann Verlag, 2006.

Sussmann, Victor S. : *Die vegetarische Alternative, So bleiben Sie fit und gesund!* ,Hans-Nietsch-Verlag, 1996.

Thomas, Ph.D Gail: The Mysteries of Water: In Every Drop of Water Dwells a Deity in: The Dallas Institute Publications.

Tuomainen TP, Punnonen K, Nyyssonen K, Salonen JT. *Association between body iron stores and the risk of acute myocardial infarction in men.* In: Circulation. 1999 Jul 27;100(4):446. Research Institute of Public Health and the Department of Public Health and General Practice, University of Kuopio, Finland.

Ulmer, Günter Albrecht.: *Ernährung mit Vernunft. Gesund-gerecht-human.* Günter Albrecht Ulmer Verlag. Tuningen, 1992.

Walker, W. Norman: *Auch Sie können wieder jünger werden.* Goldmann Verlag.

Walker, W. Norman: *Tägliche frische Salate erhalten ihre Gesundheit.* Goldmann Verlag.

Walker, W. Norman: *Frische Frucht- und Gemüsesäfte,* GoldmannVerlag

Wandmaker, Helmut: *Willst Du gesund sein? Vergiß den Kochtopf!* Goldmann Verlag, 1991.

Wendt, Prof. Dr. med. Lothar: *Gesund werden durch Abbau von Eiweißüberschüssen – Wissenschaftliche Einführung in neueste Forschungsergebnisse der Eiweißspeicherkrankheiten,* Schnitzer-Verlag,

Wigmore, Ann: Schlank*, fit und gesund mit Weizengras.* MVG Verlag.

Wolfe, David: *Die Sonnendiät.* Goldmann Verlag, 2001.

Wordsworth, Chloe Faith: *water crystals evidence and evidence, in: Holographic Repattering,* International Newsletter, Volume 6, Issue 3 August 2001.

Weitere Bücher von Pascal Debra:

Belletristik

-„Gesammelte Schriften 1993-2002 Band 1“ (2004)

-„Aszendent Äonenfalter -Gedichte und Koans 2002-2006 (2008)

-„Der Schachspieler“ Roman (2009)

Sachbücher

-“Das kleine Handbuch des Grüntees -Heilwirkung und Kultur aus den Gärten der Welt.” (2007) 5. Auflage.

Alle Bücher über amazon erhältlich